Docteur F. ROUX

Ex-Médecin en Chef de l'Hôpital Saint-Louis (Jérusalem)
Ex-Médecin-Inspecteur de l'Assistance médicale indigène à Madagascar

ÉTIOLOGIE ET TRAITEMENT

DU

PALUDISME

ET DE LA

FIÈVRE BILIEUSE HÉMOGLOBINURIQUE

A. MALOINE ET FILS, ÉDITEURS

27, RUE DE L'ÉCOLE-DE-MÉDECINE, 27

PARIS 1918

ÉTIOLOGIE ET TRAITEMENT

DU

PALUDISME

ET DE LA

FIÈVRE BILIEUSE HÉMOGLOBINURIQUE

ÉTIOLOGIE ET TRAITEMENT

DU

PALUDISME

ET DE LA

FIÈVRE BILIEUSE HÉMOGLOBINURIQUE

PAR

Le Docteur F. ROUX

Ex-Médecin en Chef de l'Hôpital Saint-Louis
(Jérusalem)
Ex-Médecin-Inspecteur de l'Assistance médicale indigène
à Madagascar

A. MALOINE ET FILS, ÉDITEURS
27, RUE DE L'ÉCOLE-DE-MÉDECINE, 27
PARIS 1919

PRÉFACE

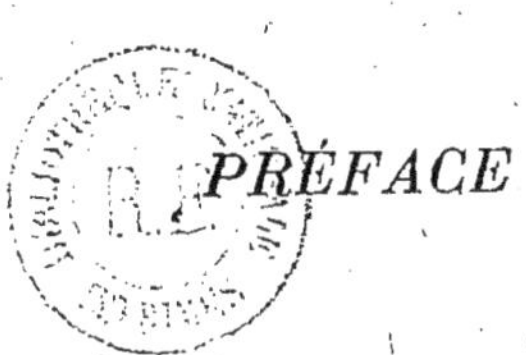

Les médecins qui s'intéressent à la Pathologie Exotique et qui prendront connaissance
de ce travail doivent être prévenus qu'ils y
trouveront des opinions qui concordent peu
avec la théorie officielle de la propagation
de la malaria. Je reconnais volontiers que
j'ai besoin de m'excuser pour oser ne pas
être de l'avis de confrères influents. Mais j'ai
une raison que je crois bonne de différer
d'opinion avec eux.

Les idées que je défends sont le fruit d'une
expérience de vingt années passées dans les
régions paludéennes les plus variées. Je ne
me suis cependant pas contenté de mes observations personnelles, mais j'ai fait auprès

des praticiens une enquête que je peux affirmer avoir été absolument impartiale. C'est donc le fruit d'une quantité considérable d'observations que je mets sous les yeux du lecteur.

Enfin, et je crois que, pour beaucoup, l'explication suivante aura plus de poids. L'opinion qu'on lira plus loin sur la propagation du paludisme et que je pense avoir été le premier à formuler était celle du professeur Kelsch et on la trouvera absolument identique dans l'excellent Traité de Pathologie Exotique (3e édition) de Sir Patrick Manson.

Cependant je suis obligé de constater qu'il y a toujours danger, en France, à aller contre les idées reçues.

J'espère cependant que mes confrères auront des idées plus larges et voudront bien lire ce modeste travail avec une liberté d'esprit complète. Peut-être les intéressera-t-il et leur fera-t-il modifier l'opinion qu'ils ont pu se faire, d'après les théories officielles, sur le mode de propagation du paludisme.

En terminant, je me fais un devoir de remercier M. Garbit, ex-gouverneur de Madagascar, qui a bien voulu s'intéresser à mes travaux et a fait tout son possible pour me faciliter les études que j'ai terminées dans la grande île.

LE PALUDISME

ET LA

FIÈVRE BILIEUSE HÉMOGLOBINURIQUE

ÉTIOLOGIE DU PALUDISME

Jusqu'à ces derniers temps, l'étiologie du paludisme paraissait bien connue et n'était plus discutée. Une longue observation avait semblé démontrer que, pour engendrer la malaria, trois conditions étaient nécessaires et suffisantes : terre végétale, humidité, température assez élevée. Partout où ces conditions se trouvaient réunies, la maladie pouvait se développer. Par conséquent, celle-ci devait s'observer surtout dans les régions tropicales et, principalement, dans celles où, par une circonstance quelconque, il s'était formé des marécages.

On admettait que, de ces terrains pénétrés d'humidité, s'exhalait une substance toxique à laquelle on avait donné le nom de miasme et qui, pénétrant dans l'organisme par une voie

1

quelconque et, de préférence, par la voie pulmonaire ou stomacale, déterminait les accidents variés rangés sous le nom général de fièvre paludéenne, fièvre intermittente, malaria ou paludisme.

Les travaux de Marchiafava, Laveran, Ross, Bignami et Bastianelli ont transformé l'étiologie du paludisme. Pour ces savants, il n'est plus question du miasme paludéen. Ce serait le moustique qui constituerait le seul mode de propagation de la malaria. Le moustique, après avoir piqué un individu atteint de malaria, fait subir à l'hématozoaire du paludisme diverses transformations. Il pique ensuite une personne saine et lui inocule la fièvre paludéenne qui se développe sous des formes variées suivant les pays et, probablement, suivant la constitution de l'individu inoculé.

Par conséquent, pour détruire le paludisme ou, du moins, pour empêcher sa propagation, détruisez les moustiques sans même modifier le terrain paludéen et vous supprimez du même coup la malaria. Je crois cette théorie tout au moins très exagérée et je ne suis pas le seul à partager cette opinion. Mais je dois reconnaître que j'ai été le premier, avec Kelsch, à la formuler. Cela ne nous a réussi ni à l'un ni à l'autre.

En effet, la dernière fois que le regretté professeur Kelsch prit la parole à l'Académie de
Médecine, ce fut pour faire une communication
sur le rôle attribué au moustique dans la propagation de la fièvre paludéenne. Il était convaincu,
comme moi, que ce rôle avait été singulière-
ment exagéré et que, si l'anophèle est un agent
de propagation de la maladie, il n'est pas le seul.

J'écrivis alors au professeur Kelsch pour lui
proposer de lui communiquer les documents que
je possédais et qui confirmaient notre manière
de voir. Il me répondit qu'il lui semblait que sa
communication avait été mal accueillie et qu'il
préférait en rester là. Preuve nouvelle des diffi-
cultés qu'on rencontre si l'on vient à contredire
une opinion soutenue par des savants officiels.

Où le professeur Kelsch qui jouissait de l'autorité due à son grand talent et à son caractère
a échoué, on trouvera certainement qu'il y a de
ma part de la témérité à essayer de démontrer
l'exactitude de nos idées. Mais je suis d'avis
qu'il ne faut pas hésiter à défendre ce qu'on croit
être la vérité et la question de la propagation
du paludisme est assez grave pour qu'on n'écarte
pas avec dédain des faits précis, même s'ils
sont en contradiction avec les idées officielles.

Pendant le long séjour que j'ai fait au Bengale où le paludisme règne avec une constance

et une gravité exceptionnelles, j'avais été frappé du fait suivant assez banal pour être connu de tout le monde.

Les Européens qui arrivent pour la première fois dans cette région sont exceptionnellement atteints de fièvre paludéenne pendant la première année de leur séjour. Ce n'est qu'au cours de la deuxième et surtout de la troisième année, alors qu'ils commencent à être acclimatés, que la fièvre fait chez eux son apparition.

Cependant on sait que les moustiques se précipitent avec avidité sur les nouveaux venus et, s'il y a une classe d'individus qui soit la proie de ces insectes, c'est bien celle des nouveaux arrivés qui, pourtant, ne sont presque jamais atteints de malaria. Voilà le premier fait qui avait frappé mon attention et m'avait poussé à étudier de plus près l'exactitude de la théorie du moustique.

Cependant, connaissant la haute valeur scientifique des médecins qui la défendaient, je restais perplexe et il me paraissait imprudent d'être en désaccord avec de pareils maîtres. Pourtant, je ne pouvais m'empêcher de penser que leur théorie était peut-être un peu trop absolue et, après les nombreuses observations que je recueillis, je ne peux pas ne pas en être convaincu.

Je cherchai d'abord si le nombre des fiévreux

était en rapport constant avec celui des moustiques. Je dis avec intention « des moustiques »
et non pas de l'anophèle seul.

En effet, on a bien été obligé de reconnaître
que, en admettant que l'anophèle soit un agent
propagateur de la malaria, il n'est pas le seul. Il
y a, en effet, des régions où le paludisme existe
et qui sont dépourvues d'anophèles. Les partisans convaincus du rôle étiologique du moustique ont donc été amenés à admettre que la
malaria pouvait être propagée par de nombreuses espèces de moustiques.

Si la théorie du moustique, seul agent propagateur de la malaria, est exacte, il s'ensuit né-
cessairement que, là où il n'y a ni anophèles,
ni aucune autre espèce de moustique, il ne doit
pas se développer de cas de malaria. Bien entendu, il ne s'agit que de malades nouvellement
atteints, car on comprend facilement que des
individus déjà impaludés peuvent avoir de nouveaux accès n'importe quand et n'importe où.

Or, j'en appelle à tous les médecins ayant
exercé dans des régions paludéennes, où, à certaines époques de l'année, il n'y a pas de moustiques, n'ont-ils pas observé, dans la saison
dépourvue de ces insectes, des malades atteints
de fièvre paludéenne récente ? Que ces cas
soient beaucoup moins fréquents que dans la

saison chaude, cela est évident. Mais le fait de l'existence possible de la fièvre en dehors de la présence des moustiques est non moins évident.

J'insisterai tout spécialement sur le fait suivant qui m'a été communiqué par le Dr Pignolet (de Saint André-Réunion).

A Sainte Rose, l'époque de l'année pendant laquelle la fièvre atteint son maximum est précisément celle où il n'y a pas de moustiques. J'y peux joindre l'observation suivante. Au village de le Serré (Réunion), on signala, en 1902, une épidémie de malaria. M. Iry, préparateur au Laboratoire de Bactériologie de Saint-Denis, fut envoyé pour rechercher s'il y avait, dans la région, des anophèles. Il revint sans avoir pu en trouver un seul.

M. Le Dr Brumpt à qui je signalais quelques-uns de ces faits en contradiction avec la théorie du moustique me répondit que, là où je croyais qu'il n'y avait pas de moustiques, il en existait en réalité et que, en cherchant bien dans les coins les plus reculés des habitations, il en aurait certainement découvert.

Je lui opposerai d'abord les recherches infructueuses faites par des personnes expérimentées, je dirai ensuite que son objection est tirée de bien loin. Ce qui, en effet, d'après la théorie,

transmet la malaria, c'est la piqûre du moustique, ce n'est pas sa présence. Alors, qu'importe,
dans le cas actuel, qu'il y ait ou qu'il puisse y
avoir quelques rares moustiques dans une habitation, s'ils ne piquent pas.

Or, à Saint-Louis (Sénégal), par exemple, pendant les mois de décembre, janvier et février, les
moustiques, s'il s'en trouve, sont engourdis et
piquent si peu que les personnes qui les redou-
tent le plus dorment sans moustiquaire et ne
sont pas piquées. Cependant il y a des habitants
qui sont atteints de fièvre paludéenne à cette
époque de l'année.

Plus j'étudiais cette question de la propagation de la malaria par le moustique et plus je
parvenais à recueillir des observations contre-
disant la théorie. Je n'en citerai que quelques-
unes.

J'ai exercé pendant trois ans au Tonkin dans
une localité nommée Hongay. C'est un rocher
recouvert d'une mince couche de terre végétale
très peu fertile. Jamais je n'y ai observé un seul
cas de fièvre paludéenne parmi le personnel européen, ce qui tient, selon moi, à ce qu'on n'y
remuait pas la terre.

A huit kilomètres, se trouvent les mines de
charbon d'Hatou. Là, au contraire, on exécute
continuellement des travaux de terrassements

considérables pour mettre à jour le charbon qu'on exploite en carrière. Or, à Hatou, la fièvre est fréquente et grave. Les deux localités sont réunies par un chemin de fer où circulent des trains fréquents chargés de monde. De plus, les employés européens d'Hatou atteints de malaria viennent continuellement à Hongay où ils demeurent le temps de se rétablir.

Les moustiques, très abondants, sont les mêmes dans les deux localités. Les malades qui viennent à Hongay y sont piqués et, naturellement, les moustiques ne se bornent pas à piquer les malades, mais ils n'épargnent pas les personnes saines.

Comment alors expliquer, si la propagation de la malaria est la seule admissible, que jamais, je le répète, je n'aie observé un seul cas de fièvre chez les Européens d'Hongay. Tout à côté d'Hongay, à deux kilomètres, se trouve la mine de Nagotna. Même observation que pour Hatou et même résultat.

Enfin, fait inexplicable, avec la théorie en vogue, il y avait, à Hatou, un seul employé européen qui n'allait pas sur les chantiers de terrassements et passait sa journée à l'abri du soleil dans son bureau : c'était le magasinier. Sa demeure était voisine d'une mare infectée de moustiques et, cependant, cet employé était indemne de fièvre, alors que ses confrères en étaient tous atteints.

En Crète, au début de l'occupation militaire, la malaria sévit avec une intensité et une gravité exceptionnelles parmi les troupes d'occupation. Mais, fait étrange, la fièvre régnait seulement parmi les soldats cantonnés autour de la Canée. Dans cette petite ville, au contraire, dont l'état hygiénique laissait cependant plus qu'à désirer, on n'observait pas de fièvre paludéenne.

Ce fait était si bien établi qu'on envoyait à la Canée les convalescents et les malades provenant des environs. Les moustiques étaient aussi abondants et aussi voraces dans la ville que dans la campagne. Comment expliquer, avec la théorie du moustique, que les troupes campées dans la dernière étaient décimées par la malaria et que celles restant à la Canée en étaient indemnes?

Citerai-je ce fait si connu qu'il est devenu banal et qu'on observe à bord des navires mouillés à quelque distance de la terre. Les marins restant à bord n'ont pas de malaria. Ceux allant à terre en sont atteints ! On veut expliquer cette particularité en disant que les moustiques ne peuvent pas s'éloigner beaucoup de la terre.

Mais c'est là une explication qui n'a pu être donnée que par des médecins qui n'ont pas na-

vigué. Ceux qui sont allés dans les pays tropicaux ne savent que trop, par expérience, que les
moustiques s'éloignent fort bien de terre, surtout quand ils sont portés par le vent. J'ai
observé de nombreux moustiques sur des navires
mouillés à 1.800 mètres de la côte, par exemple
à Djibouti.

A Chandernagor (Bengale), pays couvert
d'étangs, la fièvre est générale. Mais, tous les
habitants savent fort bien qu'il y a certains marais aux environs desquels la malaria sévit
d'une manière particulièrement grave et fréquente. Un, entre autres, est bien connu à cet
égard. Les moustiques sont les mêmes dans
tout le pays et ne sont pas plus nombreux autour des étangs dangereux qu'autour des autres.

Dans la dernière épidémie de malaria de 1913
qui a été d'une gravité telle qu'elle donnait une
mortalité de 18 à 20 personnes par jour pour
une population de 25.000 âmes, tous les Européens, sauf deux, ont été atteints. Cependant
tous se servaient de moustiquaires pendant la
nuit. Les deux seuls habitants épargnés par
l'épidémie furent un employé de commerce et
moi.

A Calcutta, j'ai interrogé sur la théorie du
moustique le Dr Pushong, praticien renommé
et connaissant admirablement la question du

paludisme. Il m'a répondu en me citant ce fait bien connu du reste. Dans une région du bas Himalaya, on observe une fièvre paludéenne cholériforme très grave qu'on rencontre aussi aux îles Andaman. C'est bien une forme du paludisme, car elle est justiciable de la quinine. Or il suffit de boire de l'eau provenant d'un certain ruisseau pour courir le risque d'être atteint de cette fièvre. Le père du Dr Pushong en fut victime. On peut se demander, dans ce cas, quel rôle vient jouer le moustique.

Pendant la campagne de Madagascar où, par suite de l'incroyable incurie de l'autorité militaire, la malaria fit un nombre effroyable de victimes, où observa-t-on le plus grand nombre d'hommes atteints par la fièvre? Ce fut parmi les troupes auxquelles on eut l'idée extravagante et funeste de faire faire la route conduisant à Tananarive. Le nombre des fiévreux fut énorme et hors de proportion avec celui fourni par les soldats qui ne remuaient pas la terre.

A Majunga qui a joui pendant longtemps d'une réputation déplorable au point de vue sanitaire, il a suffi d'exécuter quelques travaux pour rendre la ville aussi saine que les autres et cependant je sais, par expérience, que les moustiques n'ont pas disparu du pays.

Dans toutes les régions où règne la malaria,

dès qu'on remue la terre, même pour des travaux insignifiants, il est de règle que la fièvre augmente d'intensité et presque toujours de gravité, sans qu'on puisse faire intervenir aucune autre cause étiologique. C'est ainsi que, à Saint-Denis (Réunion), je citerai ce fait d'une famille qui, suivant avec soin les préceptes de l'hygiène, resta à l'abri de la fièvre pendant douze ans. Mais, un jour, on exécuta, à proximité de son habitation des travaux de terrassements. Immédiatement, tous les membres de la famille furent atteints par la malaria [1].

Même observation dans la famille du Dr Ycard (de Saint-Benoît).

A Maurice, la culture de la canne à sucre comprend deux opérations principales : la récolte et l'enfouissement ou plantation de la canne. La première qui se fait sans toucher au sol s'exécute sans qu'on observe de cas de fièvre parmi les travailleurs. L'enfouissement, au contraire, pour lequel on est obligé de creuser la terre, est toujours accompagné de cas de malaria nombreux et proportionnels à l'importance des travaux exécutés.

Dans cette même île de Maurice, on fit de grands travaux de terrassements pour établir la canalisation du gaz. Il en résulta une épidémie

1. Communication de M. Guichard, interne de l'hôpital.

de malaria terrible, puisque, du mois d'octobre
1866 au mois d'octobre 1867, sur une population de 360.000 âmes, la fièvre à elle seule en-
leva 40.097 personnes.

Je me demande comment les partisans de la
propagation de la malaria uniquement par les
moustiques peuvent expliquer tous ces faits. Je
n'ose pas croire qu'ils soutiendront que le creu-
sement d'un fossé augmente le nombre des
anophèles.

Je terminerai en citant ce fait bien connu,
c'est qu'il suffit parfois d'interposer entre un
étang et les habitations voisines un rideau
d'arbres ou d'arbustes pour empêcher la malaria d'atteindre les habitants de ces maisons. Cependant les arbres, non seulement, n'arrêtent
pas les moustiques, mais encore leur servent de
refuge, au point qu'on évite le plus possible
d'en avoir dans le voisinage des habitations
pour ne pas être envahi par ces insectes.

Il est certain qu'un fait négatif ne prouve
rien contre l'exactitude d'une théorie. Mais,
quand ce fait négatif se renouvelle un nombre
considérable de fois, on est légitimement en
droit de conclure que cette théorie, se trouvant
fréquemment en défaut, n'est pas d'une exactitude aussi absolue que ses auteurs le prétendent.

Je viens de faire une enquête approfondie et impartiale dans les pays suivants : Inde, Madagascar, Réunion, Maurice. L'immense majorité des médecins m'a répondu que le moustique était loin de constituer le seul mode de propagation de la malaria. Les rares confrères qui défendent la théorie du moustique, seul mode de contamination, sont des médecins qui s'adonnent exclusivement aux travaux de laboratoire.

Que l'on n'aille pas déduire de mes observations que je suis opposé à la destruction des moustiques. Si l'on pouvait l'obtenir, on rendrait un service inappréciable aux malheureux européens qui ne savent que trop à quel point ces insectes rendent la vie insupportable dans les pays tropicaux. De plus, en cherchant à détruire le moustique, on sera forcé de prendre des mesures de propreté qui rendront des services certains au point de vue de la prophylaxie de la fièvre.

En particulier, le nettoyage des étangs et l'épandage de pétrole à leur surface constituent un excellent moyen prophylactique de la malaria. L'épandage du pétrole, en effet, empêche les larves du moustique de se développer et, de plus, il s'oppose aux exhalaisons qui se produisent à la surface du marais et qui, en dépit des

opinions actuelles, constituent un danger sérieux.

Cependant, il ne faut pas se dissimuler que
la destruction des moustiques, même exécutée
sous la surveillance de personnes compétentes,
sera souvent impossible à obtenir et même
pourra ne pas être sans inconvénients au moins
momentanés. C'est ainsi que, à Maurice, le
Dr Ross, partisan convaincu de la théorie du
moustique, fit appliquer les mesures qu'il jugeait
les plus efficaces pour débarrasser la colonie
des anophèles.

Le résultat ne répondit pas aux espérances
que la valeur scientifique du Dr Ross avait permis de concevoir. La dépense occasionnée par
les travaux qu'il conseilla s'éleva à un chiffre
considérable. Puis, résultat pénible pour les
habitants et déconcertant pour les partisans de
la théorie nouvelle, les moustiques restèrent
aussi nombreux qu'avant le début des travaux
et les cas de fièvre se développèrent avec une
intensité remarquable, ce que j'attribue aux
travaux de terrassements nécessités par les mo-
difications conseillées par le Dr Ross.

Depuis ces travaux, la fièvre continue ses ra-
vages à Maurice. D'après la dernière statistique
que j'ai reçue, arrêtée au 31 août 1915, le maximum des cas de malaria constatés à Maurice

s'est produit dans les régions où ont été entrepris les travaux destinés à supprimer les moustiques.

De tout ce qui précède, on me demandera ce que je me crois en droit de conclure. Je répondrai, avec la majorité des praticiens, que le moustique peut constituer, dans certains cas, un mode de propagation de la malaria. Mais ce n'est qu'un mode de propagation : il y en a d'autres.

En un mot, aux médecins qui viennent dire avec assurance : « Détruisez les moustiques et vous supprimerez le paludisme, » je répondrai : « Si vous pouvez détruire tous les moustiques, vous diminuerez le nombre des malades atteints de malaria, mais vous ne supprimerez pas cette maladie, loin de là. »

Et si, maintenant, après tous les exemples que je viens de citer, on me reprochait mes idées arriérées, quand je prétends que le moustique n'est pas le seul agent propagateur de la malaria, je m'abriterais derrière un maître qui est considéré, à juste titre, comme la plus grande autorité qu'il y ait actuellement en pathologie exotique. J'ai nommé Sir Patrick Manson qui fut cependant l'auteur de la théorie du moustique. Voici comment il s'exprime dans la 3ᵉ édition de son *Traité des maladies des Pays Chauds* :

« Au début de l'occupation d'Hong-Kong par

les Anglais, l'île fut, pendant un certain temps, assez salubre. Mais, lorsqu'on fit des routes, Hong-Kong devint extrêmement malsain. Les soldats mouraient par centaines de fièvres pernicieuses. Aujourd'hui, la ville de Victoria est assez saine. Mais, encore à l'heure actuelle, chaque fois que le sol est remué, on est presque certain de voir éclater des fièvres.

Il est difficile d'expliquer ces faits si l'on suppose que la malaria est acquise exclusivement par la piqûre des moustiques. Il faut supposer qu'il existe quelque autre mode de pénétration dans les tissus humains. »

Je ne dis pas autre chose.

Je suis convaincu que l'ancienne étiologie du paludisme, éprouvée par des années d'observation, ne doit pas être rejetée avec mépris. Il n'y a qu'à lui adjoindre la possibilité pour le moustique de transmettre la fièvre paludéenne de l'homme malade à l'homme sain et, de cette façon, j'estime que nous pourrons être assurés de connaître exactement les différents modes de propagation de la malaria.

TRAITEMENT DU PALUDISME

Le traitement de la fièvre paludéenne semble si bien établi actuellement que la plupart des médecins, même de ceux pratiquant dans les régions tropicales, seront certainement surpris qu'on essaie de publier du nouveau sur cette question. En effet, la *quinine* est, à juste titre, considérée comme un des très rares médicaments spécifiques que nous possédions et il serait vain de chercher à la remplacer.

Tous les autres remèdes qu'on a conseillés dans le traitement du paludisme se sont montrés complètement inefficaces et ce que je dis là s'applique même au *bleu de méthylène* qui n'a eu pour lui que d'être conseillé par Ehrlich et Guttmann à une époque où tout ce qui venait d'Allemagne était accueilli chez nous avec une vénération qui contrastait étrangement avec le dédain qu'on montrait pour les travaux des médecins français.

Et cependant, si l'on a cherché à remplacer

la quinine par d'autres médicaments dans le
traitement du paludisme, il y avait à cela d'assez
bonnes raisons. Tous les médecins qui étaient
obligés d'avoir recours à cet excellent produit
en reconnaissaient les avantages mais ne pou-
vaient cependant pas ne pas en constater les
nombreux inconvénients.

INCONVÉNIENTS DE LA QUININE. — Lorsqu'on
est obligé de donner des doses massives de qui-

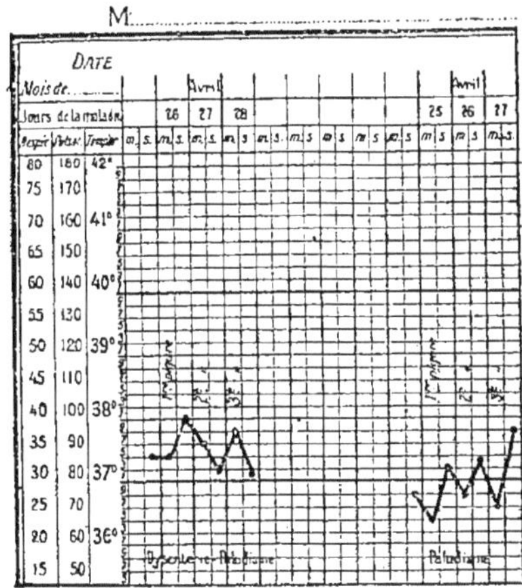

FIG. 1. — Paludisme. Traitement arsenic-quinine.

nine, il ne faut pas se dissimuler qu'on fait courir aux malades des risques sérieux. La mort
même peut résulter de cette pratique lorsque les
reins sont altérés. Je n'ai pas besoin de faire

observer que, dans la pratique ordinaire, lorsque l'on est appelé auprès d'un malade gravement atteint, on n'a, en général, ni le temps, ni les moyens de s'assurer immédiatement de l'intégrité du filtre rénal.

On sait que l'administration de la quinine à

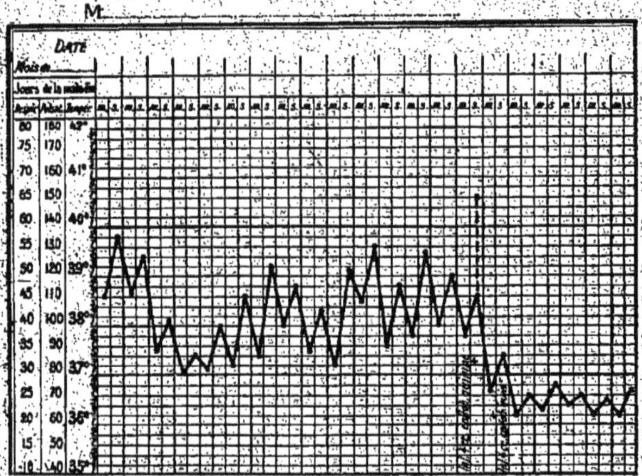

Fig. 2. — Paludéen. Invétéré. R..., 40 ans. Tamatave. En + *injection intra-veineuse de 4 cm³ de collobiase de quinine. Le tracé pointillé indique l'élévation passagère de température accompagnant le frisson consécutif à l'injection intra-veineuse de collobiase.*

haute dose a été parfois suivie de cécité, de surdité prolongée, de bourdonnements d'oreille persistants fort incommodes, d'albuminurie, d'érythèmes. Je ne parle pas du prétendu danger de l'avortement qui n'existe pas. Tarnier a depuis longtemps démontré que la quinine est incapable de provoquer d'emblée les contractions utérines et qu'elle n'agit sur les fibres musculaires de l'utérus que lorsque le travail de l'accouchement est déjà commencé. Dans ma longue carrière, je n'ai jamais observé d'avor-

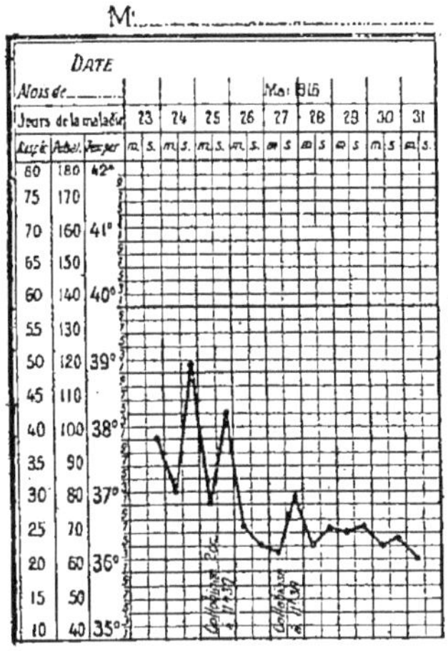

Fig. 3. — R..., 45 ans. Paludisme, forme quotidienne.

tement qu'on pût attribuer à l'emploi de la quinine.

Un danger beaucoup plus sérieux peut résulter de l'usage de ce médicament : je veux parler de l'*hémoglobinurie* qui s'observe fréquemment, surtout chez les créoles, à la suite de

l'administration d'une dose de quinine, même
très faible, 25 centigrammes par exemple.

Cet accident se produit assez souvent pour
rendre l'emploi de la quinine impossible chez
certains malades. Les médecins exerçant à la
Réunion en savent quelque chose. Dans beau-

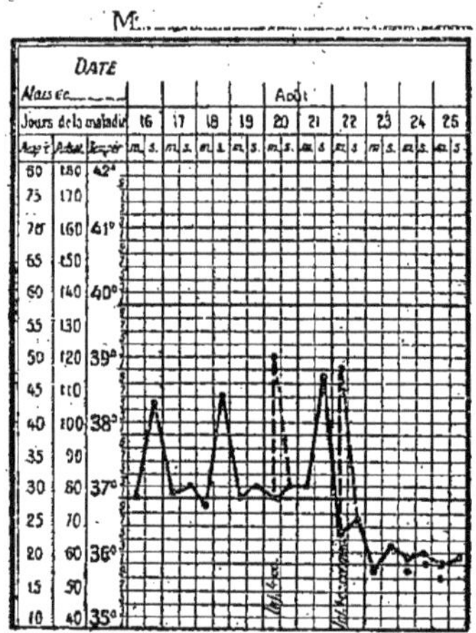

Fig. 4. — S..., 14 ans. Paludisme chronique.

coup de cas, il faut le reconnaître, cette hémoglobinurie n'a pas de suites graves et s'arrête
rapidement, à condition qu'on cesse immédiatement l'usage de la quinine. Mais, alors, le malade
reste sans traitement et exposé à tous les acci
dents que peut produire le paludisme.

D'autre part, chez de nombreux malades,
l'emploi de la quinine est suivi d'un accès de
fièvre hémoglobinurique grave, sans qu'on ait pu
encore être certain si le malade auquel on a
prescrit de la quinine n'était pas déjà en puis-
sance de cette maladie. Cependant je dois reconnaître que la majorité des médecins est d'avis

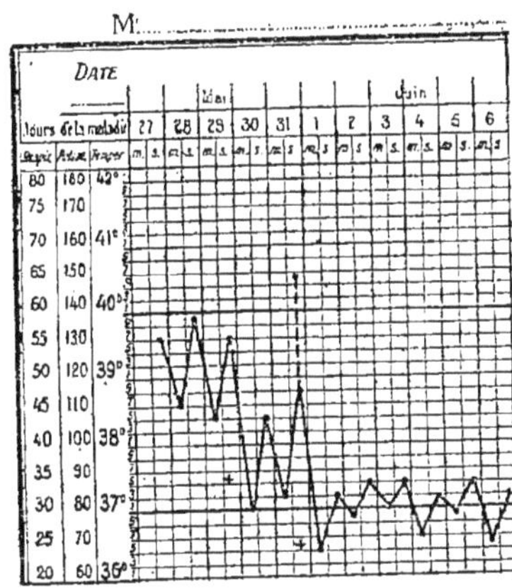

FIG. 5. — C..., 31 ans. Fièvre paludéenne.

que, si la fièvre hémoglobinurique apparaît après
la prise d'une dose de quinine, cet accident
grave est bien le fait du médicament. J'ai observé
plusieurs cas qui m'ont paru démontrer l'exactitude de cette opinion.

Vincent a cru pouvoir éviter l'hémoglobinurie
produite par la quinine en faisant, au préalable,

prendre aux malades du *chlorure de calcium* à la dose de 3 à 4 grammes par jour. Chez les individus prédisposés, cette précaution est illusoire et ne donne aucun résultat. J'en dirai autant de l'*émétine* qu'on avait crue, à tort, capable d'empêcher l'hémoglobinurie.

Quelques auteurs ont affirmé que cet accident

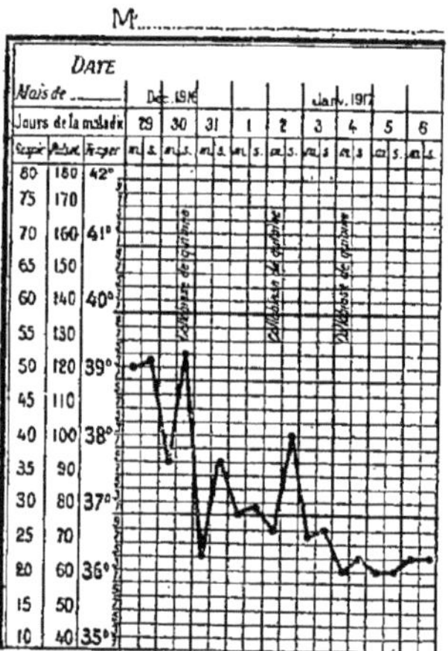

Fig. 5 *bis*, — R... Paludisme, forme quotidienne.

se produit seulement quand on donne la quinine par la bouche et qu'il ne se montre, pour ainsi dire jamais, même chez les malades prédisposés, si on administre le médicament en injection intra-musculaire. C'est là une opinion absolument erronée et je ne saurai trop m'éle-

ver contre elle car elle est éminemment dangereuse. La quinine, en effet, est susceptible de
produire l'hémoglobinurie, quelle que soit la voie
employée pour l'administrer.

Nous nous trouvons donc en face d'une diffi-
culté qui semblait, jusqu'à maintenant, insur-

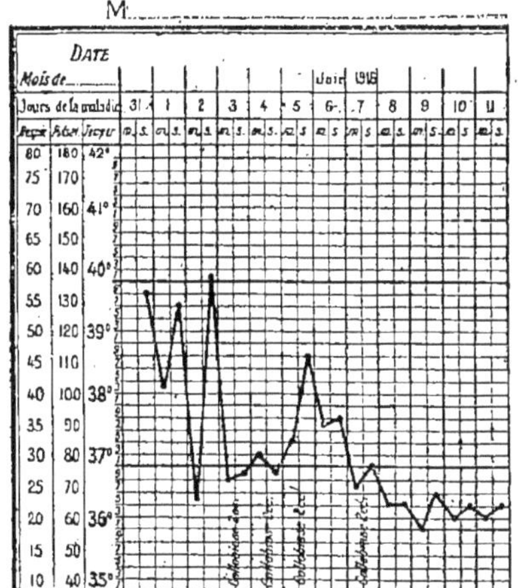

FIG. 6. — R..., 48 ans. Entre à l'hôpital au déclin d'une pneu-
monie et atteinte d'accès palastres. Ancienne paludéenne
avec splénomégalie.

montable. La quinine est le seul médicament qui
nous permette de lutter avec succès contre le
paludisme et, d'autre part, son emploi n'est pas
sans inconvénients sérieux et même sans danger
grave. Comment les éviter? Nous sommes ainsi

amenés à étudier les différents procédés d'administration de la quinine.

Le premier employé, le seul auquel on a eu recours pendant longtemps, c'est celui qui consisté à prescrire la quinine par la voie stomacale. Ai-je besoin d'insister sur ses multiples

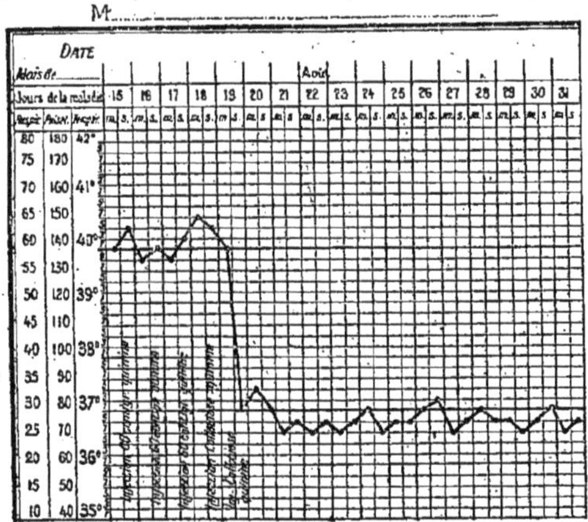

FIG. 7. — A... Fièvre paludéenne avec phénomènes
gastro-bilieux.
Remarquer l'innefficacité de la quinine malgré la forte dose.

inconvénients ? D'abord, chez le jeune enfant, ce procédé est tout à fait impraticable. Il faut alors avoir recours aux préparations comme l'éthylcarbonate de quinine ou euquinine dont l'efficacité thérapeutique est très inférieure à

celle des sels de quinine habituellement employés.

Mais, même chez les personnes prenant facilement la quinine, le médicament est très souvent vomi en totalité ou en partie, d'où la presque
impossibilité de connaître la dose qui a été uti-

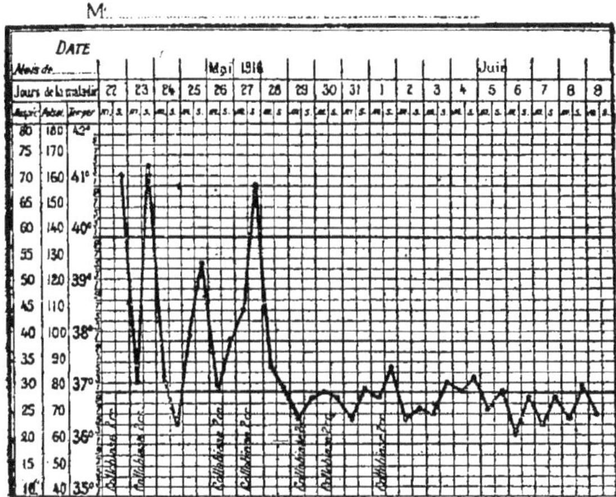

FIG. 8. — J. d'A..., 26 ans. Paludisme (forme tierce et tierce
redoublée).

lisée. De plus, si l'on est obligé de donner la
quinine à dose suffisante pendant un certain
temps, il se produit presque constamment des
troubles gastriques qui en rendent l'usage très
pénible et qui obligent le malade à supprimer
le remède. Enfin, reproche plus grave encore,

l'effet curatif de la quinine administrée par la voie stomacale est très souvent insuffisant.

LES INJECTIONS HYPODERMIQUES ET INTRA-MUS-CULAIRES DE QUININE. — Toutes ces raisons ont fait, à juste titre, délaisser l'administration de la quinine par la bouche pour la remplacer par les voies hypodermique et intra-musculaire.

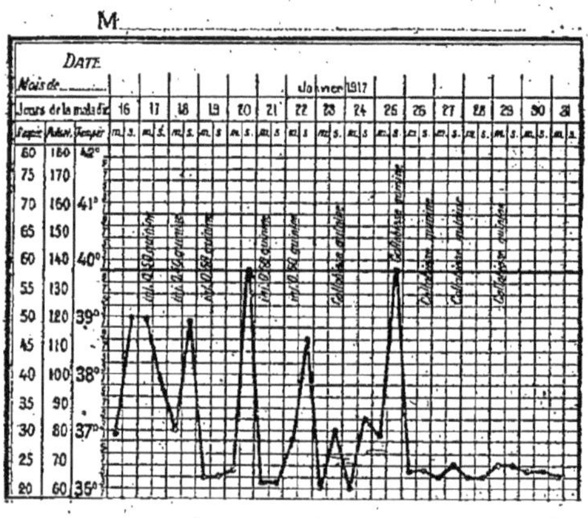

FIG. 9. — R..., 47 ans. Paludisme, forme tierce.

Celles-ci ont l'immense avantage d'éviter complètement les accidents gastro-intestinaux et surtout d'introduire à coup sûr dans l'organisme la dose précise de quinine que le médecin juge nécessaire au traitement.

Les injections ont donc réalisé un progrès considérable dans la thérapeutique du palu-

disme et, jusqu'à ce jour, elles constituaient le
traitement de choix, le seul auquel on pût avoir
recours avec sécurité dans tous les cas où le
médecin peut faire lui-même ces injections.

On discute encore pour savoir quelle est la
voie, hypodermique ou stomacale, par laquelle

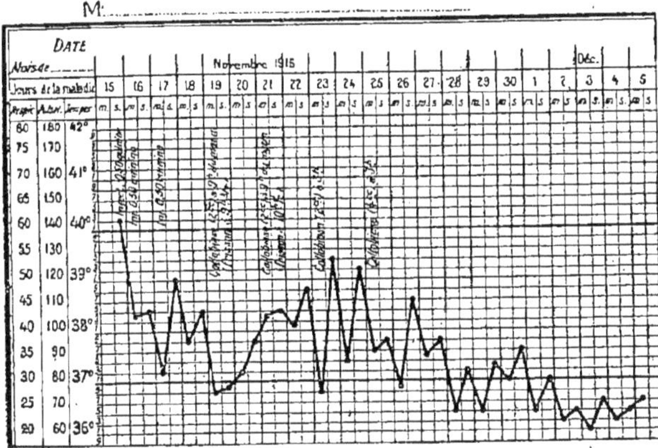

FIG. 10. — V. R..., 18 ans. Paludisme chronique.

la quinine s'absorbe le plus rapidement. Les
uns (G. Lyon) prétendent que l'absorption stomacale est beaucoup plus lente que l'absorption
hypodermique. Les autres (Salanoue-Ipin) admet-
tent qu'il est démontré que la quinine intro-
duite dans l'estomac est si rapidement absorbée
qu'on la retrouve dans les urines moins d'une
demi-heure après l'ingestion. En injection hypo-

dermique, le médicament ne se retrouverait que beaucoup plus tard dans les urines et ce retard serait encore plus prolongé dans les cas d'injection intra-musculaire.

Cette discussion n'a du reste pas grand intérêt pratique. De quelque façon qu'elle se termine,

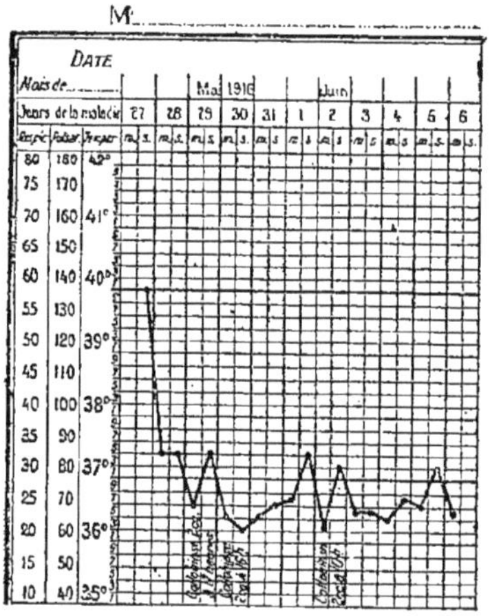

Fig. 11. — R..., 21 ans. Paludisme à forme quotidienne.

les injections intra-musculaires n'en restent pas moins le procédé de choix pour l'administration de la quinine.

Je ne m'occuperai donc, dans ce travail, que des injections intra-musculaires, car on a renoncé absolument aux injections hypodermiques qui

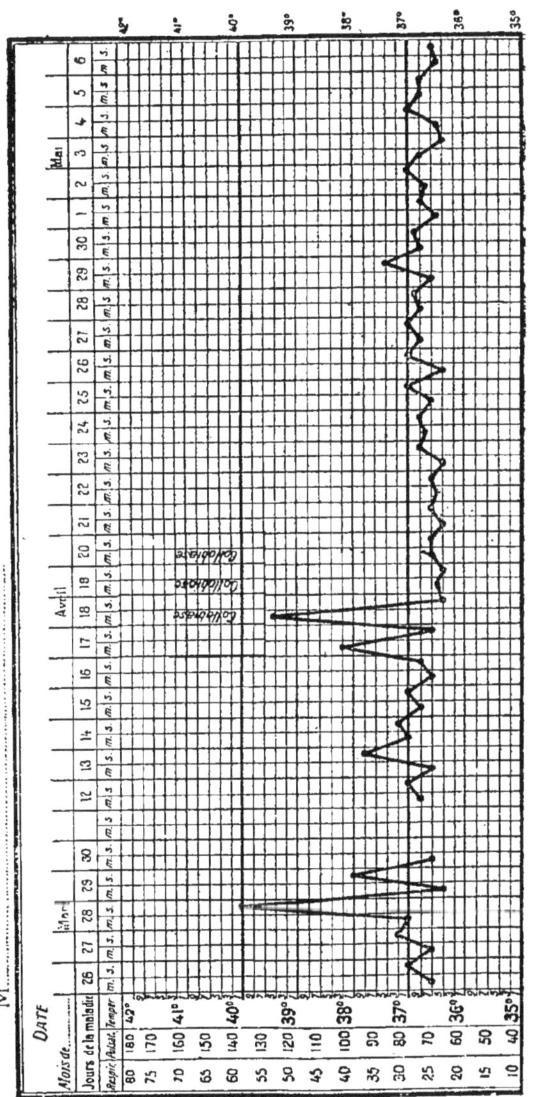

FIG. 12. — R..., 30 ans. Paludisme (Orient) 21 mois en Macédoine.

sont très douloureuses et exposent à des accidents de gangrène cutanée. Ces accidents, il est
vrai, sont rares si l'on fait une antisepsie rigoureuse. Mais, même entre les mains des médecins
les plus soigneux, ils peuvent se produire.

Les injections intra-musculaires ne sont cependant pas sans inconvénients pour les malades.
Elles laissent souvent à leur suite des nodosités
douloureuses à la pression et qui peuvent persister pendant des mois. Il n'est pas rare de voir
ces nodosités devenir le siège d'un abcès. J'en ai
ouvert un qui s'était produit plus de six mois
après l'injection. Un malade que j'ai vu à la Réunion souffrait d'une nodosité consécutive à une
injection de quinine qui avait été faite un an
auparavant.

Mais j'arrive maintenant au véritable danger
que peuvent faire courir les injections de quinine, je veux parler du *tétanos* qui s'observe
assez souvent à leur suite. Quelles que soient
les précautions antiseptiques que peut prendre
le médecin, dans la pratique civile, ce danger
est toujours possible. En effet les spores du
tétanos sont très résistantes puisqu'elles ne sont
pas tuées par une ébullition de cinq minutes, ni
par quinze minutes de chauffage à 110°. On voit
donc que, dans la pratique courante, il est
presque impossible d'être sûr qu'on a détruit

toutes les spores tétaniques par les procédés que le médecin a à sa disposition.

Le tétanos consécutif aux injections de quinine semble plus fréquent chez les enfants que chez les adultes. J'ajouterai qu'il s'observe parfois d'une façon pour ainsi dire épidémique.

UTILITÉ D'UN NOUVEAU MODE D'ADMINISTRATION DE LA QUININE. — D'après ce que je viens de dire, le problème du traitement du paludisme se pose donc de la façon suivante. La quinine est le seul médicament spécifique du paludisme. Mais, de quelque façon qu'on la prescrive, elle présente de nombreux inconvénients et, si l'on emploie le seul mode efficace d'administration, je veux dire l'injection intra-musculaire, on fait courir au malade des dangers qui peuvent être sérieux.

La solution du problème est évidente. Il faut: 1° trouver le moyen d'administrer la quinine à dose assez faible pour éviter tout inconvénient sérieux, mais cependant capable d'avoir une action curative; 2° employer un mode d'administration exempt des dangers que comportent les injections et que je viens de passer en revue.

LA COLLOBIASE DE QUININE EN INJECTION INTRA-VEINEUSE. — Après de longues recherches et m'appuyant sur les résultats si remarquables fournis par les médicaments colloïdaux (or, argent, soufre) j'ai songé à employer la quinine réduite à l'état colloïdal. Avec ce médicament, je résolvais la première partie du problème. En me servant pour l'introduction de la quinine dans l'organisme de la voie intra-veineuse, je remplissais la deuxième condition et j'espérais que le traitement du paludisme avec cette nou-

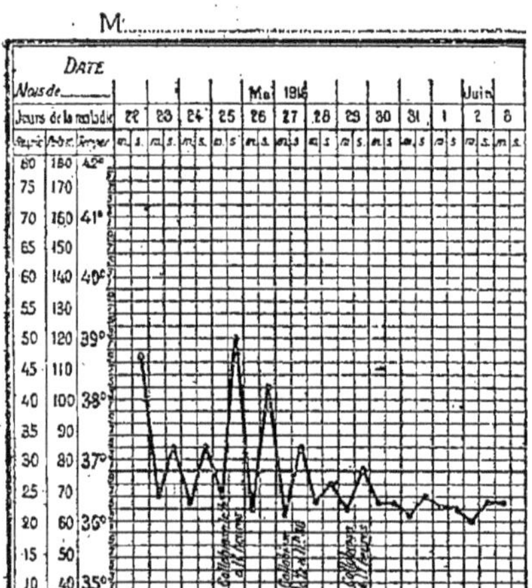

Fig. 13. — R..., 15 ans. Paludisme à forme quotidienne, début quatre jours avant l'entrée.

velle forme de quinine était susceptible de donner tous les résultats que je cherchais à obtenir.

Je peux affirmer que l'espoir que je fondais sur ce nouveau procédé de traitement du paludisme était bien fondé. Mes observations ont été prises pendant un séjour de trois ans que j'ai fait à la Réunion et à Madagascar. J'ai pensé en effet que je devais m'entourer de toutes les garanties possibles et opérer sur un nombre considérable de malades avant de conclure.

J'ajouterai qu'un grand nombre de mes observations ont été prises avec le contrôle de mes confrères les D" Le Siner, Azéma, Manès dans leurs services des hôpitaux de Saint Denis (Réunion).

A la séance du 1ᵉʳ février 1916, M. le professeur Letulle avait bien voulu lire à l'Académie de Médecine une courte note que j'avais rédigée pour prendre date. Je viens la compléter aujourd'hui et fournir à mes confrères tous les renseignements qui leur prouveront, je l'espère, que le nouveau traitement que je propose est incontestablement supérieur à celui habituellement employé et qu'il ne présente aucun danger.

La collobiase de quinine est renfermée dans des ampoules contenant chacune 2 centimètres cubes d'eau. Chaque ampoule contient 2 milligr. 1/2 de quinine basique. Généralement, il se fait, le long du verre, un léger dépôt : il faut donc, avant chaque injection, agiter l'ampoule jusqu'à ce que le dépôt disparaisse.

Le médicament doit être employé *uniquement* en injection intra-veineuse. L'injection hypodermique ou intra-musculaire sont d'une inefficacité absolue.

Chez les paludiques invétérés il y a grand avantage à augmenter la dose de quinine et à y joindre de l'arsenic colloïdal. Cette préparation a la formule suivante :

Collobiase de quinine . . 0 gr. 0022
Collobiase d'arsenic . . . 0 gr. 00034

pour un centimètre cube d'eau. Chaque ampoule contient 2 centimètres cubes de liquide.

J'ai fait plus de mille injections sans le moindre accident. Je me suis borné, comme antisepsie, à nettoyer soigneusement la région où j'opère avec de l'alcool à 95° et je me suis servi du même liquide pour nettoyer les aiguilles. Je crois inutile de décrire le mode opératoire de l'injection intra-veineuse, cette opération insignifiante étant familière à tous les médecins.

MOMENT DE L'INJECTION. — A quel moment doit-on faire l'injection intra-veineuse de collobiase de quinine ? Pour répondre à cette question, il faut bien distinguer les cas qu'on a à traiter. A-t-on affaire à un paludisme *aigu* ? Chez la plupart de mes malades, j'ai fait l'injection au moment même où ils venaient me consulter, sans me préoccuper de la période de la maladie où ils se trouvaient. Quelquefois j'ai fait l'injection en plein accès fébrile. Je n'ai pas constaté de différence bien notable dans les résultats, quel qu'ait été le moment de l'injection.

Cependant, je pense que, lorsqu'on a le malade sous sa surveillance et qu'on peut choisir son moment, il est préférable de procéder à l'injection un peu avant l'heure où le malade doit avoir son accès.

Dans le paludisme *chronique,* on fait l'injection à n'importe quel moment.

DOSE DE L'INJECTION. — En général, la dose de l'injection est de 2 centimètres cubes, soit une ampoule, en une seule fois. Mais, chez les malades gravement atteints, il faut, sans crainte, injecter en une fois *deux* ampoules, soit 4 centimètres cubes.

Si l'on emploie le mélange de collobiase d'arsenic et de quinine, la dose habituelle et suffisante est de 2 centimètres cubes, soit une ampoule.

NOMBRE DES INJECTIONS. — En général, on fait une injection tous les jours dans les cas sérieux, tous les deux jours dans les cas légers. Il est inutile de faire plus de trois injections. Dans l'immense majorité des cas et, chez les paludiques chroniques, je dirai presque à coup sûr, la guérison est obtenue.

Parfois, si le malade, dans la semaine qui suit

la dernière injection, a éprouvé quelque malaise ou a ressenti un léger accès de fièvre, on fait une quatrième injection. Je n'ai jamais dépassé ce chiffre, j'ai même vu quelques malades chez lesquels une seule injection a suffi pour amener la guérison. Mais ils constituent une exception.

Dans un très petit nombre de cas (4 °/₀ environ), la guérison du paludisme ne se produit pas après la troisième ou quatrième injection. Pendant quelque temps, le malade a encore des accès de fièvre. Cette période fébrile se maintient pendant une quinzaine de jours. Puis les accès de fièvre disparaissent et l'amélioration se produit.

Je crois indispensable de recommander de ne pas avoir recours au traitement que je préconise chez les malades ayant, en même temps que du paludisme, une autre affection aiguë surtout la tuberculose. Dans ces cas, le traitement est inefficace.

Effet de l'injection. — L'injection intra-veineuse de collobiase de quinine est, en général, suivie d'une réaction plus ou moins vive qui se montre dans l'heure qui suit l'opération. Quelquefois, cette réaction a lieu immédiatement après l'injection, à peine l'aiguille a-t-elle été retirée de la veine. Les phénomènes de réaction sont très variables : frisson parfois violent, céphalalgie, vertiges, vomissements, oppression, quintes de toux, congestion de la face, douleurs articulaires, sommeil profond, diarrhée.

La fièvre peut même atteindre un degré assez élevé. Chez un malade du service du professeur Livon (de Marseille), nous avons observé le chiffre de 42°6. Ce malade, dont l'état était très sérieux, a, du reste guéri.

Aucun de ces symptômes, quelque violent qu'il puisse être, ne doit effrayer le médecin. Sur la quantité considérable d'injections faites par des confrères ou par moi, il ne s'est jamais produit un seul accident. Je dirai même que la guérison est d'autant plus assurée que la réaction a été plus vive.

On peut m'objecter que les injections intra-veineuses sont susceptibles de provoquer le tétanos aussi bien que les injections intra-musculaires. A cela, je répondrai que, sur le nombre considérable d'injections intra-veineuses qui ont été faites, cette redoutable complication ne s'est pas produite une seule fois. Et l'explication de cette innocuité nous est fournie par les expériences si intéressantes de Vincent.

Cet auteur a démontré que les injections de quinine favorisaient la production du tétanos, non seulement quand les spores du tétanos sont injectées en même temps que la quinine, mais encore quand on injecte celles-ci séparément.

Il a fait à un cobaye une inoculation de cinq gouttes de culture tétanique débarrassée par le chauffage de toute trace de toxine et ne contenant, par conséquent, que des spores.

Deux jours après, il injectait une solution de quinine stérilisée et, trois jours plus tard, le cobaye présentait les symptômes du tétanos auquel il succombait. Les animaux témoins qui avaient reçu seulement l'injection de culture tétanique, mais pas de quinine, restaient tous indemnes. La quinine favoriserait l'éclosion du tétanos par suite du pouvoir répulsif qu'elle exerce contre les phagocytes, défenseurs naturels de l'organisme (Salanoue-Ipin).

Si l'on veut bien se rappeler la dose extraordinairement faible contenue dans chaque injection (2 milligr. 1/2 à 5 milligr.), on comprend facilement qu'une quantité de quinine aussi insignifiante est incapable de remplir les conditions favorables à l'éclosion du tétanos qui sont, au contraire, admirablement réalisées avec les doses de quinine injectées habituellement et qui sont pourtant indispensables si l'on veut obtenir un effet curatif.

L'injection intra-veineuse de quinine comme moyen possible de diagnostic. — Je dois signaler encore une particularité intéressante de l'injection de collobiase de quinine. Cette injection ne sert pas seulement de moyen de traitement du paludisme, mais elle peut souvent constituer un bon procédé de diagnostic de cette maladie. En effet, chez les individus non impaludés, la réaction consécutive à l'injection est nulle. Chez les paludiques, au contraire, elle est souvent très nette et, fait assez intéressant, elle semble être proportionnelle au degré de la maladie.

Généralement très nette chez les malades très intoxiqués, elle est faible chez ceux légèrement atteints. Cette propriété curieuse de l'injection de collobiase de quinine a été confirmée par les expériences du Dr Cloître (de Fianarantsoa, Madagascar).

Dans trois cas que j'ai observés, cette propriété de l'injection de collobiase de quinine a été mise nettement en lumière. A Madagascar, j'ai fait l'injection intra-veineuse à deux malades qui prétendaient avoir un accès de fièvre tous les soirs. L'injection n'ayant pas produit la moindre réaction, je les examinai plus rigoureusement et je constatai aisément qu'ils étaient tuberculeux.

A Saint-Denis (Réunion), dans un couvent, j'avais fait l'injection à plusieurs sœurs impaludées quand la Supérieure me demanda de la faire également à une jeune sœur récemment arrivée.

J'accédai à cette demande : il n'y eut aucune réaction. Quelque temps après, la Supérieure m'apprit que cette jeune sœur venait d'avoir un accès de fièvre. Je fis une deuxième injection qui fut suivie d'une réaction très nette.

Cette observation est intéressante, car elle nous amène à conclure que l'injection de collobiase de quinine n'a pas d'action préventive. Mais, pour élucider la question de la prévention du paludisme par l'injection intra-veineuse, il faudra évidemment de très nombreuses expériences que je n'ai pas pu faire.

Du reste, l'action préventive de la quinine prise par la bouche est encore loin d'être mise hors de doute, bien qu'elle soit affirmée par beaucoup d'auteurs. Depuis six ans, je m'occupe de cette question et, malgré les nombreuses enquêtes que j'ai faites dans les régions paludéennes les plus variées, je n'ai pas pu arriver à une conclusion ferme. Jusqu'à présent du moins, les statistiques que j'ai établies des cas de fièvre se produisant chez les individus prenant de la quininé préventive et chez ceux qui s'en abstiennent sont absolument identiques. Le nombre des fiévreux est exactement le même dans les deux séries.

L'injection chez les enfants. — Le traitement que je viens d'indiquer est applicable aux enfants, quel que soit leur âge. Il suffit qu'on puisse pénétrer dans une veine pour qu'on soit autorisé à employer, chez eux, l'injection intra-veineuse. Les enfants, à partir de 7 ans, supportent très bien l'injection de l'ampoule de 2 centimètres cubes. Chez une fillette de 8 ans, très gravement atteinte, j'ai même injecté en une fois 4 centimètres cubes sans aucun accident et avec un résultat parfait.

L'INJECTION CHEZ LES FEMMES ENCEINTES. — J'ai fait plusieurs fois l'injection intra-veineuse de collobiase de quinine chez des femmes à diverses périodes de la grossesse. Je n'ai jamais constaté, chez elles, le plus léger accident.

CONTRE-INDICATION DE L'INJECTION. — C'est celle que j'ai signalée plus haut. Il ne faut pas faire l'injection intra-veineuse chez les malades souffrant d'une affection autre que le paludisme. En particulier, chez les tuberculeux, ce traitement ne donne aucun résultat. Il ne détermine pas d'accident, mais il est inefficace.

SUPÉRIORITÉ DE L'INJECTION INTRA-VEINEUSE DE COLLOBIASE DE QUININE. — Je ne me dissimule pas que beaucoup de médecins qui, je ne sais pourquoi, ont la phobie des injections intra-veineuses, m'objecteront que, dans le paludisme aigu, les injections intra-musculaires de quinine donnent des résultats excellents et que par conséquent, il est inutile de recourir à un nouveau mode d'administration de la quinine.

A ces confrères timorés, je répondrai que :

1° Les injections intra-veineuses de quinine colloïdale ne sont passibles d'aucun des reproches qu'on est en droit de faire aux injections intramusculaires dont nous avons montré les nombreux inconvénients ;

2° La collobiase de quinine peut être administrée en injection intra-veineuse aux malades chez lesquels la quinine donnée par l'estomac ou injectée dans les muscles produit de l'hémoglobinurie ;

3° La dose de collobiase de quinine en injection intra-veineuse est si faible qu'on évite à coup sûr le tétanos et les autres accidents résultant de l'emploi de la quinine par les procédés habituels. Et nous savons tous combien ces accidents sont fréquents lorsqu'on prescrit les doses efficaces de quinine et dans combien de cas ils obligent le médecin à interrompre un traitement qui cependant est indispensable pour la guérison du malade.

Donc, en admettant même que les injections intra-veineuses de collobiase de quinine ne soient pas plus actives que les injections intramusculaires de sels de quinine, je suis en droit de les trouver préférables à ces dernières parce

qu'elles sont sans danger et beaucoup plus pré-
cises dans leur action.

L'injection intra-veineuse de collobiase de
quinine spécifique du paludisme chronique. —
Mais, si l'on peut discuter la supériorité de
cette injection dans le traitement du *paludisme
aigu*, il n'est pas de même si nous considérons
le *paludisme chronique*. Dans ce dernier, les
nombreuses expériences que j'ai faites avec
l'aide de mes confrères me permettent d'affirmer que les injections intra-veineuses de collobiase de quinine sont incomparablement supé-
rieures à tous les autres procédés de traitement
employés jusqu'à ce jour.

Grâce à elles, on obtient des guérisons inat-
tendues dans des cas qui étaient considérés
comme désespérés. C'est même ces cas que
j'engage mes confrères à choisir pour commen-
cer leurs expériences. Ils n'auront pas de meilleur moyen de se rendre compte de l'efficacité
du traitement.

Le nombre des paludéens qui n'ont pas été
guéris par mon procédé est extrêmement faible.
Et encore, chez ces réfractaires, l'état général
a été très sensiblement amélioré.

Le paludisme chronique est extrêmement fréquent dans les régions tropicales, aussi bien
chez l'indigène que chez l'européen. Il ne s'éta-

blit jamais d'emblée, mais il est toujours la con-
séquence d'accès de paludisme aigu. Fréquemm-
ment, ces accès ne sont pas très intenses ; parfois
même, ils sont très légers et, si l'on n'était pas
prévenu, on pourrait être surpris de voir le paludisme chronique s'établir à leur suite.

Les paludiques chroniques souffrent toujours
d'une anémie très prononcée. La splénomégalie
est remarquable. Il n'est pas rare de voir la
rate dépasser la ligne médiane et arriver au
niveau de la crête iliaque. Le foie est généralement hypertrophié. Souvent cette hypertrophie
est très considérable.

Les fonctions digestives sont dans un état
déplorable : pas d'appétit, vomissements alimentaires fréquents, diarrhée ou constipation. L'amai-
grissement est considérable. L'abdomen seul est
proéminent par suite de l'hypertrophie du foie
et de la rate. Il n'est pas rare de constater de
l'œdème des membres inférieurs et de la face.
Les conjonctives présentent une teinte ictérique
parfois très prononcée. Généralement, les malades se plaignent d'une insomnie rebelle à toute
médication.

Quant aux accès de fièvre proprement dits, ils
ont une fréquence variable et sont, en tout cas,
très irréguliers. Ils présentent bien rarement les
trois stades classiques de frisson, chaleur et

sueur. Presque toujours, une ou deux de ces trois périodes manquent. Il est rare de voir la température axillaire dépasser 38°5 au moment des accès. Mais chacun de ceux-ci laisse le malade plus affaibli.

Fait très important et que le médecin doit toujours avoir présent à l'esprit. Chez les paludéens chroniques, la quinine donnée par les procédés ordinaires est *absolument inefficace* et même, le plus souvent, elle aggrave l'état des malades sans avoir aucune action sur les rechutes fébriles.

Jusqu'à présent, il n'y avait qu'un seul médicament, l'*arsenic*, capable de rendre quelque service aux paludéens chroniques. J'ai démontré l'utilité de cette médication, il y a bien longtemps, sans qu'on ait, du reste, jamais cité mes travaux. Mais, si l'on prescrit l'arsenic à dose efficace, soit un centigramme par jour, au minimum, d'acide arsénieux, le médicament est invariablement mal supporté et on ne peut en continuer l'emploi. Du reste, même bien supporté, il échoue souvent. Enfin l'arsenic, pour produire tous ses effets, exige un temps très long: six semaines au moins.

C'est chez les paludéens chroniques qui font le désespoir des médecins et encombrent les hôpitaux des colonies que les injections intra-veineuses de collobiase de quinine ont un effet vraiment remarquable. Après 3 ou 4 injections de 2 à 4 centimètres cubes, la rate commence à diminuer de volume d'une façon surprenante. L'appétit se rétablit ainsi que le sommeil. Quand on constate ces deux symptômes favorables, on peut annoncer au malade qu'il est sur la voie de la guérison.

Tous les faits que j'ai observés à la Réunion et à Madagascar m'autorisent à affirmer que les injections intra-veineuses de collobiase de quinine, combinée au besoin avec la collobiase d'arsenic, constituent le seul traitement efficace du paludisme chronique. Le Dr Cloître, dont la pratique et l'expérience sont considérables, et qui a bien voulu expérimenter mon traitement, s'en est déclaré absolument satisfait.

L'examen bactériologique du sang de plusieurs fiévreux traités par mon procédé a démontré d'une façon non douteuse la réalité de leur guérison. C'est ainsi que trois malades du service de M. le Dr Legry (hôpital Buffon) ont été examinés quelques jours après avoir reçu trois injections de collobiase de quinine ou de collobiase quinine-arsenic. Cet examen fait par M. le Dr Bergeron, chef du Laboratoire de Bactériologie de l'hôpital Buffon, ont permis de constater qu'il n'y avait plus d'hématozaires dans le sang et que les polynucléaires étaient revenus à leur taux normal.

On m'a souvent adressé deux questions. Les injections que je recommande ont-elles un effet préventif ? Combien de temps se maintient la guérison ?

Il m'est impossible de répondre à la première question, n'ayant fait qu'une seule fois mon injection sur un individu sain. J'ai cité ce fait plus haut et j'ai dit en même temps la raison qui fait que je ne suis pas encore fixé sur la réalité de l'action préventive de la quinine.

Quant à la durée de la guérison, la grande majorité des malades traités est restée de quatre à six mois sans avoir de nouvel accès de fièvre. Mais il est évident qu'il est impossible de déterminer la durée de la guérison. On comprend aisément qu'elle tient à des causes nombreuses: intensité variable du poison paludéen suivant les régions, degré de réceptivité et genre de vie du malade, etc...

Quoiqu'il en soit, ce que mon expérience me permet d'affirmer, c'est que la guérison obtenue avec les injections intra-veineuses de collobiase de quinine a une durée incomparablement plus longue que celle produite par les autres procédés d'administration de la quinine.

LA

FIÈVRE BILIEUSE HÉMOGLOBINURIQUE

ÉTIOLOGIE

De toutes les maladies des pays tropicaux, la fièvre bilieuse hémoglobinurique est assurément celle dont la nature a donné lieu au plus grand nombre d'hypothèses. Je ne fatiguerai pas le lecteur avec l'exposé de ces théories dont beaucoup ont eu pour auteurs des médecins n'ayant qu'une pratique très modérée des maladies tropicales. Du reste, jusqu'à présent, toutes ces hypothèses n'ont abouti à aucun résultat thérapeutique sérieux. Il me paraît donc inutile d'en parler.

Une seule de ces théories mérite cependant d'être citée. Elle est, en effet, inexacte et peut entraîner à faire une thérapeutique détestable. Je veux parler de l'hypothèse de R. Koch pour qui la fièvre bilieuse hémoglobinurique n'est autre chose qu'une intoxication quinique. Cette théorie ayant pour auteur un médecin allemand, a naturellement été acceptée par un certain nombre de médecins français. Elle repose, il est vrai, sur un fait exact mais qui a été mal interprété.

Il est certain que, chez quelques individus prédisposés, l'administration de la quinine est suivie d'hémoglobinurie. Mais celle-ci ne ressemble en rien, ni dans sa marche, ni dans ses suites, à l'hémoglobinurie observée dans la fièvre bilieuse. En effet, elle cesse rapidement d'elle-même après la suppression de la quinine. S'il s'est produit un mouvement fébrile, il n'est jamais très prononcé. Les urines restent abondantes et la crise se termine en quelques heures : douze au maximum.

Enfin, pour démontrer l'inexactitude absolue de la théorie de Koch, il suffit de citer les observations de Cardamatis, en Grèce, de Plehn au Cameroun, de Ziemann en Afrique. Ces médecins ont fréquemment observé la bilieuse hémoglobinurique chez des malades n'ayant jamais pris de quinine. Ces observations suffisent donc pour faire rejeter absolument la théorie de Koch.

Quelle est donc la nature de la bilieuse hémoglobinurique ? Jusqu'à plus ample informé, nous sommes obligés de nous borner à constater qu'elle est produite par une hémolyse, ou plutôt par une hémoglobinolyse intense et suraiguë. Mais quelle est la cause de cette hémolyse ? Nous l'ignorons.

Dire avec Stéphens et Christopher que, même dans les cas d'hémoglobinurie quinique, ce n'est pas la quinine par elle-même qui produit l'hémoglobinurie, mais un état spécial du sang chez le paludique, c'est ne rien expliquer du tout et se payer de mots.

Il vaut donc mieux avouer notre ignorance et nous borner à constater un fait bien établi. La bilieuse hémoglobinurique est constituée par une hémoglobinolyse rapide qui s'observe uniquement chez les malades atteints depuis un certain temps de paludisme. En nous en tenant à ce fait indiscutable et en mettant de côté toute théorie, nous serons peut-être à même de trouver un remède efficace à cette terrible maladie.

Toutes les races ne sont pas également atteintes par la bilieuse hémoglobinurique. Celle-ci s'observe de préférence chez les créoles, surtout ceux de la Réunion et de Maurice et chez les mulâtres. Les Européens sont atteints moins fréquemment. Mais une condition est indispensable pour que la maladie apparaisse. Il faut que les malades soient atteints de paludisme depuis assez longtemps.

Les faits de bilieuse hémoglobinurique constatés chez des individus récemment arrivés dans un pays tropical et complètement indemnes auparavant de paludisme sont tellement exceptionnels qu'on est légitimement en droit de penser qu'il y a eu une erreur de diagnostic. Dans toute ma carrière, je n'ai jamais observé un seul cas semblable et il en est de même de tous les médecins des colonies que j'ai interrogés.

On a prétendu que la race noire était à peu près réfractaire à la bilieuse hémoglobinurique. C'est une erreur. Du moins, à Madagascar, cette maladie n'est pas rare chez l'indigène. Elle est moins répandue chez lui que chez le créole, mais elle existe. Madagascar étant peuplé de races très diverses, toutes ces races ne sont pas atteintes dans la même proportion. C'est la race hova (race malaise) qui fournit le plus grand nombre de malades.

En dehors du paludisme qui est le grand facteur étiologique de la bilieuse hémoglobinurique, il n'y a à citer que des influences banales : fatigue, excès de toute sorte, etc... Citons cependant le *refroidissement* qui constituerait, d'après mes observations, une cause étiologique importante de la bilieuse hémoglobinurique et peut-être s'expliquerait ainsi la fréquence relative de la maladie chez les créoles.

Ceux-ci, en effet, supportant très mal la chaleur, se couvrent d'une façon insuffisante et s'exposent à tous les courants d'air qu'ils peuvent rencontrer. A la Réunion, on vit positivement dans ces courants d'air et j'ai pu constater fréquemment que la bilieuse avait succédé à un refroidissement. C'est, d'après mon expérience personnelle, la seule cause étiologique certaine de la maladie, après le paludisme bien entendu.

ÉTUDE CLINIQUE

Dans quelques cas, un ou deux jours avant
l'apparition des premiers symptômes, le malade
accuse du malaise : perte d'appétit, insomnie,
céphalalgie, courbature. Mais, le plus souvent,
le début est brusque, sans avoir pourtant l'ins-
tantanéité de celui observé dans la fièvre jaune.
On constate un mouvement fébrile plus ou moins
accentué. Mais, en général, la température n'est
pas très élevée. Les températures de 40° et 41°
ne s'observent que vers le deuxième ou troisième
jour de la maladie.

Le symptôme caractéristique et que tous les
habitants des contrées où règne la bilieuse hémoglobinurique connaissent bien, c'est l'apparition d'*urines sanglantes* en quantité plus ou
moins grande.

En même temps, le malade est agité et plus
ou moins oppressé. Puis il éprouve un sentiment de gêne au creux épigastrique. Des nausées
se produisent, puis des vomissements. Ils sont

constitués par des matières verdâtres, ayant la couleur d'une solution d'arseniate de cuivre.

Plus ou moins rapidement, mais toujours à une époque rapprochée de l'apparition des vomissements, il se produit un *ictère* assez prononcé, apparent surtout aux sclérotiques. C'est un ictère hémolytique. On sait que cet ictère diffère des ictères par rétention ou biliphéiques par le caractère des selles qui ne sont pas décolorées, puisqu'elles sont, au contraire, bilieuses. L'ictère hémolytique qui est celui qu'on observe dans la bilieuse hémoglobinurique n'est pas accompagné de prurit [1]. C'est donc à tort que certains auteurs ont considéré l'ictère de la bilieuse comme un ictère biliphéique.

Peu de temps après l'apparition des vomissements et souvent, en même temps qu'eux, se produit une diarrhée bilieuse très abondante et qui contribue beaucoup à épuiser le malade.

Les urines, au bout de peu de temps, deviennent noirâtres, couleur de bitter. Si on les recueille dans un verre, il se forme au fond un dépôt rosé ou rouge. Le liquide qui surnage a, en général, une coloration noirâtre. Si l'on y plonge une feuille de papier buvard blanc, la partie im-

---

1. Voir : Chauffard. Les ictères hémolytiques, *Sem. Medic.*, 1908. Widal et Philibert. La fragilité globulaire chez certains ictériques congénitaux, *Gaz. des Hôp.*, 29 septembre 1907.

mergée se colore en rouge foncé et, au-dessus, se forme par capillarité un liséré rose (Salanoue-Ipin).

L'albuminurie s'observe dès le début de la maladie. Pour certains auteurs, elle serait même antérieure à l'apparition des premiers symptômes et pourrait persister plusieurs jours après la guérison.

La fièvre qui est constante est extrêmement variable. Dans la majorité des cas, une fois la maladie constituée, elle se maintient entre 38° et 39° avec des oscillations très irrégulières. Cependant, j'ai constaté chez deux de mes malades des températures de 41° et même 41°6. Les deux malades ont guéri. Dans d'autres cas, la température se rapproche de la normale, puis remonte quelques instants après.

Très souvent, vers le troisième jour, les urines s'éclaircissent et, chez les malades légèrement atteints, tous les symptômes s'amendent et la convalescence commence. Dans les cas graves, au contraire, les urines diminuent de quantité et l'anurie se produit, les tubes droits du rein étant obstrués par les débris des globules sanguins. La mort est alors fatale et le malade succombe avec les symptômes bien connus de l'urémie, absolument comme dans la fièvre jaune.

En résumé, on peut admettre que la bilieuse hémoglobinurique comprend deux phases : 1° phase de l'hémoglobinurie se traduisant par les urines noires ; 2° phase d'urémie dans laquelle le malade succombe.

Dans un certain nombre de cas, la mort se produit subitement pendant la convalescence. A Madagascar, alors que je n'avais pas encore institué le traitement décrit ci-dessous, j'ai observé deux malades qui ont succombé subitement le seizième et le dix-huitième jour, alors que tous les symptômes de la bilieuse avaient disparu. Les malades se levaient et s'alimentaient. Les urines ne contenaient plus d'albumine.

Faut-il admettre, dans les cas semblables, une lésion des capsules surrénales ou un trouble considérable de leurs fonctions ? Je l'ignore et je donne cette explication comme une simple hypothèse à laquelle je n'attache pas une grande importance.

J'ai fait en quelques lignes le tableau de la bilieuse hémoglobinurique, mais, bien entendu, dans la pratique, on rencontrera de nombreuses variétés qui, cependant, rentreront dans la description que je viens de faire.

Je pense qu'on peut ranger les malades atteints de bilieuse hémoglobinurique en trois catégories :

1º Malades ne présentant qu'une hémoglobinurie légère et de courte durée sans phénomènes bilieux bien marqués.

2º Malades avec hémoglobinurie plus accentuée et plus persistante et présentant des complications bilieuses bien nettes.

3º Malades ayant présenté les mêmes symptômes que ceux de la première et deuxième catégorie et chez qui, après la disparition plus ou moins complète de ces symptômes, se produisent des accès de fièvre relevant nettement du paludisme.

Chez les premiers, tous les symptômes que nous avons décrits plus haut sont à leur minimum d'intensité. L'hémoglobinurie peu intense ne dure que quelques heures. Les complications bilieuses manquent ou sont extrêmement légères et fugaces. La fièvre est peu intense et, en quelques jours, le malade est en convalescence.

Les malades de la deuxième catégorie sont ceux chez qui on observe la plupart des symptômes signalés plus haut. Chez eux, la triade symptomatique de la bilieuse hémoglobinurique est au complet : fièvre, hémoglobinurie, ictère avec diarrhée et vomissements bilieux. L'albuminurie est très prononcée et la maladie se termine fréquemment par urémie suraiguë, comme dans la fièvre jaune.

Je dois ajouter que les malades de cette deuxième catégorie sont incomparablement plus nombreux que ceux de la première, qu'on rencontre bien rarement dans la pratique.

Chez les malades de la troisième catégorie, les symptômes peuvent être légers ou graves. Mais, pendant la convalescence, ou alors que la maladie suit son cours, il se produit des accès de fièvre nettement paludéenne. Cette forme est très fréquente et il faut la bien connaître pour la diagnostiquer en temps voulu et lui appliquer le traitement qui seul pourra amener la guérison.

PRONOSTIC

La bilieuse hémoglobinurique devait, jusqu'à
ces derniers temps, être considérée comme une
maladie très grave. Il m'est impossible de donner ici un pourcentage exact de la mortalité.
Celle-ci, en effet, varie suivant les saisons, les
années, les localités, la race, etc... Ainsi, à la
Réunion, chez les créoles, la mortalité est
extrêmement élevée. En tenant compte aussi
exactement que possible de toutes les conditions
qui font varier la mortalité, on peut dire que
celle-ci, avant le traitement que je préconise,
s'élevait à 33 °/₀.

TRAITEMENT

On a beaucoup discuté sur l'utilité ou le danger de la quinine dans le traitement de la bilieuse hémoglobinurique, discussion vraiment oiseuse si l'on réfléchit, 1° à l'action possible de la quinine sur les globules sanguins chez de nombreux individus prédisposés; 2° à la nature de la bilieuse hémoglobinurique.

En effet, il est évident que, chez certains malades, la quinine donnée à dose thérapeutique et même à celle de 25 centigrammes donne lieu à l'hémoglobinurie. Quelle que soit l'explication qu'on fournit de ce fait, cette action possible de la quinine n'est pas niable et comme, *à priori*, on ne peut pas être sûr qu'elle ne se produira pas, il est évident qu'on doit éviter l'emploi d'un médicament susceptible de provoquer à lui seul une altération grave des globules sanguins chez un malade qui présente déjà cette altération.

D'autre part, nous avons vu que la seule chose certaine que nous sachions sur la nature de la bilieuse hémoglobinurique, c'est que celle-ci est produite par une hémolyse intense. Il ne peut donc venir à l'esprit d'aucun médecin de prescrire, dans la bilieuse, un médicament susceptible de produire, à lui seul, une hémolyse.

La question de l'emploi de la quinine dans le cas actuel est donc tranchée. On doit y renoncer, tout au moins quand on l'emploie avec les doses et les procédés d'administration habituels. J'ai montré plus haut que, en contradiction sur ce point avec quelques auteurs, la quinine est susceptible de produire l'hémolyse de quelque façon qu'on l'introduise dans l'organisme. Nous savons qu'il n'en est pas de même avec la collobiase de quinine.

Tous les médicaments employés jusqu'à ce jour dans le traitement de la bilieuse hémoglobinurique ne combattent pas la cause même de la maladie et servent à peine de palliatifs destinés à combattre certains symptômes : potion de Rivière, menthol, cocaïne (dangereux) contre les vomissements, antipyrine contre la céphalgie (à proscrire absolument, car elle ferme le rein). Les injections de sérum physiologique n'ont aucune utilité dans la période aiguë. Elles ne sont recommandables que pendant la convalescence.

Les anti-hémorragiques qu'on a prescrits

(adrénaline, ergotine) sont absolument inutiles.
Les médecins qui les ont employés ont pris
l'hémoglobinurie pour une hémorragie. Cette
erreur explique leur traitement mais ne le jus-
tifie pas.

Après avoir constaté l'inefficacité absolue des
traitements employés jusqu'à ce jour, j'ai pensé
qu'on n'avait jamais songé à agir directement
sur l'altération du sang, point de départ de la
maladie. Je me suis demandé si, par l'emploi
d'un médicament ayant une action sur les globules sanguins, on n'arriverait pas à un meilleur résultat.

J'ai naturellement songé à l'*arsenic* qui a sur
les globules une action conservatrice et répara-
trice bien établie. Mais il ne fallait pas songer
à le prescrire par la bouche. En effet, même chez
l'individu sain, l'arsenic, dès qu'on arrive à une
dose efficace, est mal supporté. A plus forte
raison en est-il de même chez des malades qui
souffrent de vomissements répétés. En outre,
par ce procédé d'administration de l'arsenic, on
n'agit pas *directement* sur le sang.

J'ai donc eu recours à la *collobiase d'arsenic*
qui doit être employée *uniquement en injection intra-veineuse*. Le médicament est renfermé
dans des ampoules contenant chacune :

Collobiase d'arsenic . . .   0 mgr. 34
Eau . . . .   2 gr.

J'ai tout d'abord employé l'arsenic seul. Mais, réfléchissant que le fer de l'organisme est contenu en grande partie dans les globules rouges et que, par suite de l'altération et de la destruction de ces globules, l'organisme doit être privé d'une certaine quantité de fer, j'ai eu l'idée de faire faire des ampoules ainsi dosées :

Collobiase d'arsenic . . .   0 mgr. 34
Collobiase de fer . . . .   0 mgr. 12
Eau. . . . .   2 gr.

Le traitement de la bilieuse hémoglobinurique que je peux recommander après expérience est donc le suivant :

Aussitôt que j'ai constaté, chez un malade, l'émission d'urines hémoglobinuriques (et il y a grand intérêt à intervenir aussi près que possible du début de la maladie), je fais une injection intra-veineuse d'une ampoule de collobiase d'arsenic, ou d'arsenic-fer. Dans la grande majorité des cas, cette injection est suivie d'une réaction plus ou moins vive et qui, suivant les malades, se manifeste par des symptômes variés : élévation de température, vomissements, céphalalgie, crampes dans les membres. Cette réaction est d'assez courte durée.

Généralement, dans les douze heures qui

suivent l'injection, les urines commencent à
s'éclaircir. Le deuxième jour, dans la matinée,
je fais une deuxième injection et il est habituel
de voir les urines s'éclaircir franchement dans
la soirée. Le matin du troisième jour, elles sont
claires. Je fais alors une troisième injection de
précaution. Mais je considère que le malade est
guéri. Je n'ai jamais fait plus de trois injections.

Par ce traitement, j'évite l'obstruction des
canalicules du rein par les globules sanguins
altérés et, par suite, l'urémie qui constitue le
vrai danger de la bilieuse hémoglobinurique. Je
me suis toujours borné, en fait de thérapeutique
active, au traitement que je viens d'indiquer.

Il est utile, quand le malade est débarrassé de
l'hémoglobinurie, de lui prescrire de temps à
autre des laxatifs légers : citrate de magnésie,
tartrate de potasse et de soude.

Pour contenter les malades et surtout leur
entourage, je fais prendre au malade un liquide
diurétique quelconque. On vante beaucoup, à
Madagascar et à la Réunion, le kinkelibah (com-
bretum raimbaultii) et le voafotsy (aphloia) en
infusion. C'est même une opinion très répandue
dans le public et partagée, je dois l'avouer, par
quelques médecins, que cette infusion a une
action spécifique dans la bilieuse hémoglobinurique. Cette spécificité, en tout cas, serait bien

faible, car, avant mon traitement, les malades mouraient dans la proportion de 33 %. En réalité, le kinkelibah n'a aucune action spécifique et tout autre diurétique (lactose, théobromine) agit tout aussi bien, sinon mieux.

Dès que les urines sont devenues claires, je considère le malade comme guéri ou, tout au moins, comme ayant franchi la période dangereuse. Il peut être regardé comme entré en convalescence et il suffit alors de prendre les précautions que j'indique plus loin.

J'arrive maintenant aux malades qui, alors que tous les symptômes aigus ont disparu ou sont très atténués, présentent des accès de fièvre qui sont évidemment paludéens. Ces accès sont dangereux d'abord parce que, sous leur influence, on peut toujours redouter une récidive de l'hémoglobinurie, ensuite parce qu'ils peuvent se transformer en accès pernicieux et, enfin, parce qu'ils contribuent puissamment à affaiblir un malade déjà épuisé.

Il est évident que, dans ce cas, la quinine est le seul remède à employer, car nous retombons alors dans le traitement ordinaire de la fièvre paludéenne simple et, pour celle-ci, pas de discussion possible. Il n'y a pas d'autre médicament à prescrire que la quinine.

Mais, si nous donnons celle-ci aux doses efficaces, quel que soit le procédé d'administration employé, nous devons redouter les accidents que nous avons signalés plus haut : retour de l'hémoglobinurie, action nocive de la quinine sur les reins et le foie. Jusqu'à présent, le médecin se trouvait donc dans une situation sans issue.

Il n'en est plus de même avec la collobiase de quinine. Je pense, en effet, avoir démontré que cette préparation possédait tous les avantages thérapeutiques de la quinine ordinaire. Je peux même affirmer que ses effets sont beaucoup plus sûrs et plus efficaces. Et il est bien certain que la quinine colloïdale n'a aucun des inconvénients de la quinine ordinaire.

La collobiase de quinine ne devant s'employer qu'en injections intra-veineuses, on a ainsi le moyen sûr et précis d'agir directement sur le sang. D'autre part, la dose de quinine employée est si faible que, même chez les individus les plus prédisposés, même chez ceux en pleine crise hémoglobinurique, on est certain que la quinine n'entraînera aucun des accidents qui en défendaient l'emploi.

Les injections intra-veineuses extrêmement nombreuses que j'ai faites aux malades à toutes les époques de la fièvre, même compliquée d'hémoglobinurie, m'ont prouvé l'innocuité absolue de la quinine colloïdale.

Dans les accès de fièvre qui se produisent dans le cours ou au déclin de la bilieuse hémoglobinurique, les injections intra-veineuses de collobiase de quinine se sont montrées aussi efficaces que dans le paludisme aigu ou chronique. Elles ont en outre l'inappréciable avantage de mettre les malades qui les ont reçues à l'abri d'accès de fièvre paludéenne ultérieurs. Cette immunité, dans les cas très favorables, peut persister pendant une année. Elle n'est jamais inférieure à quatre mois.

La dose habituelle de l'injection est d'une ampoule correspondant à 2 milligrammes et demi de quinine basique. Cette dose est habituellement suffisante, mais, dans les cas graves, on ne doit pas hésiter à la doubler.

Il est indispensable de surveiller avec soin le malade pendant la convalescence. Chaque jour, on doit ausculter le cœur et s'informer de l'état des urines, surtout au point de vue de l'albumine. Par prudence, on fera bien de prescrire l'adrénaline : 15 à 20 gouttes de la solution au millième en vingt-quatre heures ou, ce que je crois préférable, on aura recours aux opozones de capsules surrénales de Lumière.

Inutile d'insister sur l'alimentation qui devra être tonique et de digestion facile.

STATISTIQUE

Jusqu'à ce jour, j'ai pu recueillir, soit dans ma clientèle, soit dans celles de MM. les Drs Rabefaritra (de Mananjary), Andriamamonjy (de Ranomafana) 28 observations de bilieuse hémoglobinurique traitée par mon procédé. Ces 28 malades ont fourni un décès, soit 3,57 °/₀, alors que les statistiques habituelles donnent de 30 à 33 °/₀.

Sur les 28 malades ci-dessus, 15 au moins étaient dans un état extrêmement grave. La malade qui a succombé était une fillette de 10 ans, très chétive, chez qui il m'a été impossible de pénétrer dans une veine ; j'ai été obligé de me borner à faire des injections intra-musculaires qui se sont montrées d'une efficacité absolue.

Il serait téméraire de penser que les statistiques qui pourront être établies au sujet des malades traités par mon procédé donneront toujours un pourcentage aussi favorable. Mais les résultats que j'ai obtenus m'autorisent à croire que le traitement que j'ai imaginé fournira un chiffre de guérisons incomparablement supérieur à celui obtenu avec les anciens traitements.

I. — *Bilieuse hémoglobinurique avec accès paludéens :*

P. 17 ans, planteur. A eu de nombreux accès de fièvre paludéenne pendant lesquels la température montait à 41°.

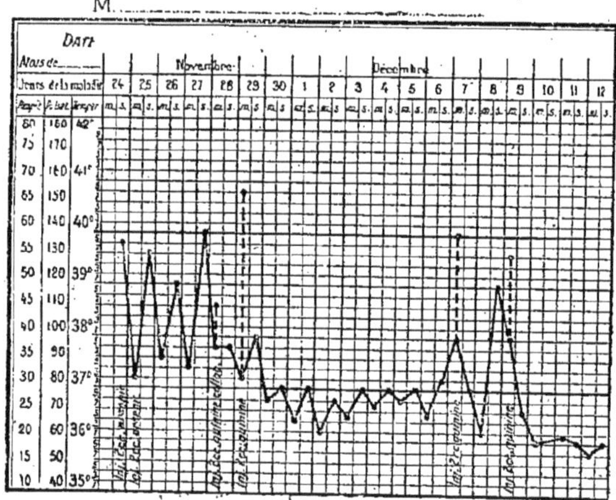

Le 23 novembre, début de l'accès hémoglobinurique. Le 24, le malade arrive à l'hôpital à 6 heures du soir après avoir eu en route (d'après ses affirmations) plus de cinquante fois des urines hémoglobinuriques. Température : 39°8 ; faiblesse excessive. Hémoglobinurie intense. Teinte ictérique sur tout le corps. Je fais immédiatement une injection de 2 centimètres cubes d'arsenic colloïdal et je prescris 4 grammes de perchlorure de fer. Le 25 : température du matin 37°3. Diarrhée et vomissements bilieux. Les urines sont moins foncées. Même traitement que la veille avec, en plus, une injection d'ipéca total. Dans l'après-midi, les urines deviennent normales.

Le 26 : arsenic, ipéca, perchlorure de fer. Dans la soirée, céphalalgie.

Le 27 : même traitement. Faiblesse excessive. Dans la soirée, fièvre violente. Tous les symptômes bilieux hémoglobinuriques ont disparu depuis trente-six heures.

Le 28 : suppression du traitement. Injection de 2 centimètres cubes de quinine colloïdale. Réaction modérée. Sentiment de bien-être deux heures après l'injection. Calme complet. La céphalalgie a presque disparu. Pour la première fois, le malade prend avec plaisir lait et bouillon.

Le 29 : mieux sensible. Le malade a bien dormi. Injection de 2 centimètres cubes de quinine colloïdale. Réaction assez forte. Dans la journée, le malade se sent bien et s'alimente.

Du 30 novembre au 7 décembre, état parfait.

Le 7 décembre, 38° le matin. A 8 heures, injection de 2 centimètres cubes de quinine. Réaction violente : frissons, température 40°8. Durée, une heure.

Le 8 au matin, état parfait. Le soir, 39°. Le 9, injection de quinine, réaction légère.

Le 10 et le 11 le malade est en bon état : il sort le 12. J'ai eu des nouvelles du malade le 20 janvier. Sa santé est parfaite et il n'a jamais eu d'accès de fièvre.

II. — Son frère, âgé de 23 ans, a été atteint aussi de bilieuse hémoglobinurique à peu près aussi grave. Il a eu le même traitement avec le même résultat.

III. — Ch... 17 ans. Le 9 novembre 1916, appelé près de ce malade, je l'ai trouvé avec une fièvre de 40°1, vomissements bilieux, ictère, urines hémoglobinuriques. Je lui ai prescrit la potion au perchlorure de fer et je lui ai fait une injection intraveineuse d'un centimètre cube d'arsenic. Dix minutes après l'injection, le malade est pris de frisson violent avec nausées et céphalalgie.

Le 10 novembre, température 37°9. Les vomissements se sont arrêtés. Les urines commencent à s'éclaircir. Dans la soirée, température 38°8. Je fais une injection intra-veineuse de 2 centimètres cubes d'arsenic. Continuation du perchlorure de fer.

Le 11 novembre, température 36°7. L'urine est claire, l'ictère moins prononcé. Le malade a bien dormi. Continuation du traitement. Le malade est complètement guéri le 16 novembre (Dʳ Rabefaritra de Mananjary).

IV. — *Bilieuse avec accès paludéens très marqués.* — Cette observation démontre d'une façon saisissante l'utilité de la quinine dans certaines formes de bilieuse hémoglobinurique.

Européen chez qui la maladie a débuté le 1ᵉʳ septembre après l'administration d'une dose de quinine. Le 4, le malade n'urinait plus de sang mais se trouvait épuisé par une fièvre continue depuis le début.

Le 6, injection de 2 centimètres cubes de quinine colloïdale. Le jour même, le malade se sent très soulagé. Le 7, nouvelle injection. La fièvre tombe complètement. La rate, très grosse auparavant, est considérablement diminuée et jusqu'à présent (14 octobre) le malade n'a jamais eu la fièvre (Dʳ Andriamamonjy de Ranomafana, Madagascar).

Il est évident que dans ce cas la quinine était indispensable pour obtenir la guérison. Il est certain, d'autre part, que la dose thérapeutique habituelle aurait ramené l'hémoglobinurie. La

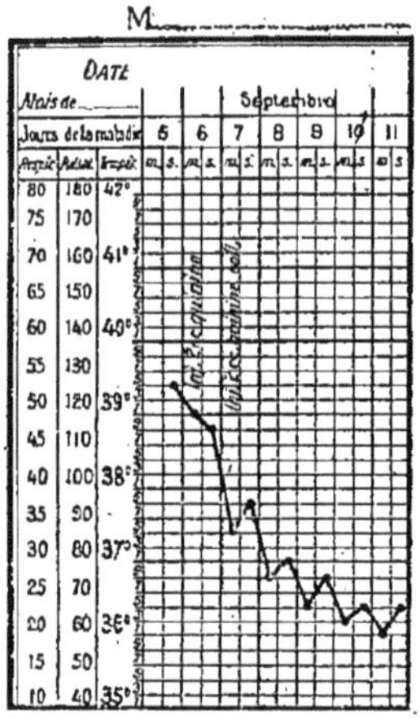

quinine colloïdale (dont la dose totale a été de 5 milligr.) a amené la guérison sans faire courir au malade le moindre danger.

V. — Colon anciennement établi dans la région, ayant déjà eu trois atteintes de bilieuse hémoglobinurique, la dernière très grave, en février dernier. Depuis cette époque, sa santé ne s'était pas rétablie. Il faisait chaque soir un petit accès de fièvre à 38°5 ou 39°2 au maximum. Le malade s'affaiblissait de plus en plus.

En mai, nouvelle crise de bilieuse peu intense avec fièvre plus élevée : 39°8 à 40°2. L'affaiblissement devient inquiétant, malgré neuf injections d'hectine à 0 gr. 20. Je procède alors à l'injection intra-veineuse de quinine colloïdale de 2 centimètres cubes. Les deux premières ont été suivies d'une réaction très violente. La troisième ne donne qu'une réaction faible. La quatrième ne produit rien.

Depuis le malade se sent très bien et le dernier examen du sang pratiqué le 16 juin n'a rien montré de spécial, alors qu'il y avait en mars, 8 à 10 hématozoaires par champ de microscope, des globules rouges géants, granuleux, etc... (D' Cloître de Fianarantsoa, 10 juillet 1916).

Cette observation me semble d'une importance capitale, car elle démontre : 1° l'alliance indiscutable du paludisme et de la bilieuse hémoglobinurique ; 2° la nécessité absolue d'avoir recours, dans l'immense majorité des cas, à la quinine. Comme, seule, la quinine colloïdale est incapable de produire des accidents, comme elle est d'une efficacité certaine, son emploi me semble devoir être accepté par tous les médecins.

VI. — Mme M..., enceinte. Appelé le 22 décembre, je constate que la maladie a débuté la veille. Actuellement, elle se manifeste par des vomissements bilieux fréquents, des selles bilieuses et une teinte ictérique très prononcée des conjonctives. Les urines sont noires. Tem-

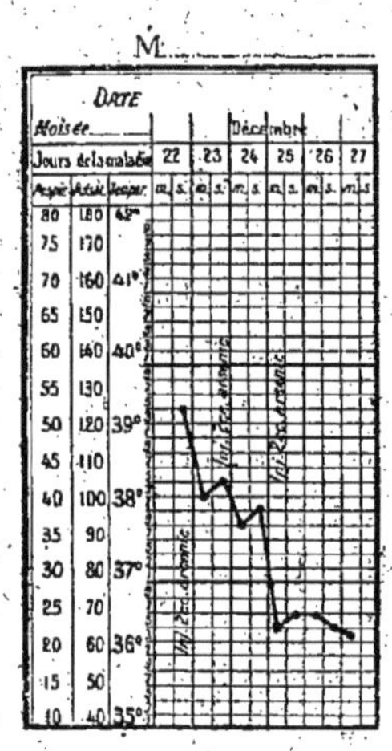

pérature 39°4. Injection de 2 centimètres cubes d'arsenic colloïdal et potion au perchlorure de fer.

Le 23, température 38°2. Plus de vomissements, diarrhée moins fréquente. Les urines

sont moins foncées. Mais la malade se plaint
d'une céphalalgie extrêmement violente. Même
traitement que la veille.

Le 24, température 37°8. Urines beaucoup
plus claires que la veille. Plus de diarrhée. La
teinte ictérique est moins prononcée; la céphalalgie a disparu. La malade a bien dormi, l'appétit revient. Même traitement.

Le 25, température 36°4. La teinte ictérique a
presque disparu. Les urines sont claires. Sommeil
calme. Le 26, la température 36°5. Je fais encore
une injection d'arsenic. Je considère la malade
comme guérie et je l'ai revue quelques jours
après en parfaite santé (Dr Rabefaritra de Mananjary).

VII. — Ch..., 27 ans, Chinois. Le 9 novembre,
dans l'après-midi, appelé auprès de ce malade,
je l'ai trouvé avec une température de 40°1, des
vomissements bilieux abondants, des urines
hémoglobinuriques et un ictère très prononcé.

Je fais une injection intra-veineuse d'un centimètre cube d'arsenic colloïdal et je prescris la
potion au perchlorure de fer. Dix minutes après
l'injection, le malade est pris de frissons violents
avec nausées et céphalalgie.

Le 10 novembre, la température est de 37°9.
Les vomissements ont cessé. Les urines com-

mencent à s'éclaircir. Le soir, température 38°8. Le traitement est continué.

Le 11 novembre, le matin, température 36°7. L'urine est devenue plus claire. L'ictère est moins prononcé. Le malade a bien dormi. Même traitement.

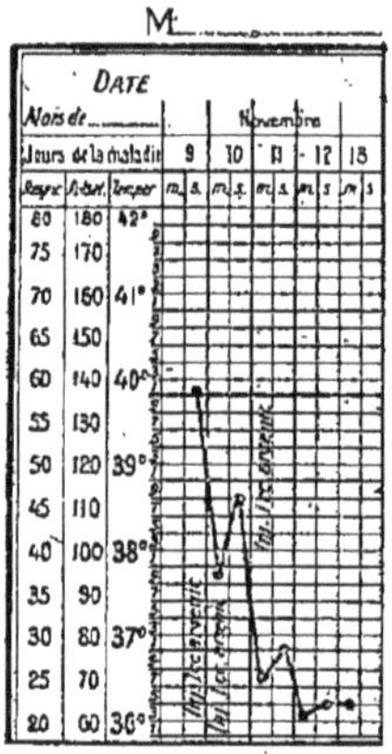

Le 12 et 13 l'état du malade est très satisfaisant. Je le revois dix jours plus tard : il est bien guéri (Dr Rabefaritra de Mananjary).

VIII. — J..., 14 ans. Cette enfant a eu une atteinte de bilieuse hémoglobinurique il y a un an. Le 10 février, dans la soirée, un accès de fièvre très violent s'est déclaré. La mère donna

30 centigrammes de sulfate de quinine. Quatre heures après l'ingestion du médicament, l'enfant rendit des urines hémoglobinuriques.

Il se produisit des vomissements d'abord alimentaires et ensuite bilieux. La peau prit une teinte ictérique.

Le lendemain matin, injection intra-muscu-

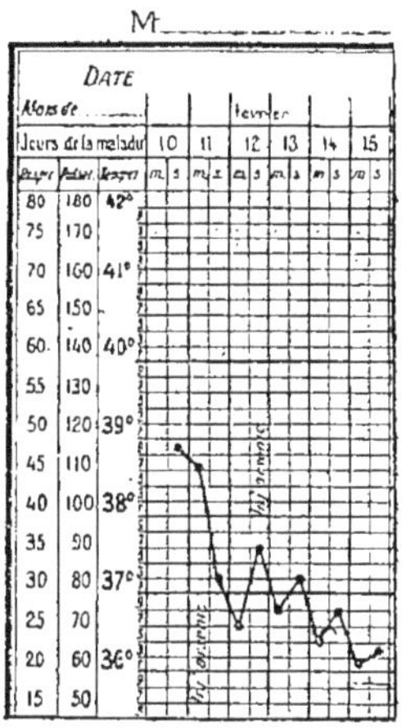

laire d'un tiers d'ampoule d'arsenic colloïdal. Deux heures après l'injection, l'urine s'éclaircit et, au bout de cinq heures, elles devient complètement claire. Les vomissements cessent.

Le 11 février, injection intra-musculaire d'une demi-ampoule d'arsenic colloïdal. Les urines restent claires. L'ictère a presque disparu. L'état général est meilleur. La malade a bien dormi. A partir de ce moment, la convalescence s'établit. La malade, revue plusieurs jours après, est en bonne santé (Dr Rabefaritra de Mananjary).

IX. — H..., 30 ans. A la suite d'un refroidissement, le malade est pris d'un accès de fièvre très violent. Les urines sont hémoglobinuriques.

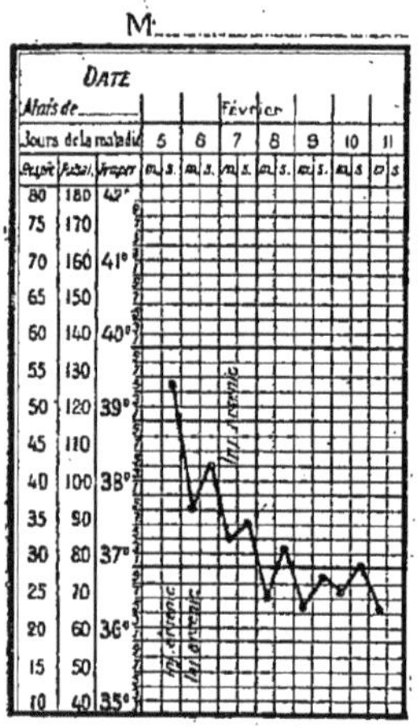

Vomissements bilieux. Selles bilieuses. Faiblesse excessive.

Le 5 février, injection intra-veineuse d'une

ampoule d'arsenic colloïdal. Potion au perchlorure de fer. Dans la soirée, les urines commencent à s'éclaircir. Les vomissements sont moins
fréquents. Les selles restent bilieuses.

Le 6 février, injection intra-veineuse de deux
tiers d'ampoule d'arsenic. Trois heures après
l'injection, l'urine est devenue claire. Les vomissements sont arrêtés, les selles moins fré-
quentes. La mine du malade s'améliore.

Le 7 février, céphalalgie assez violente.
L'urine se fonce de nouveau, mais il n'y a ni
vomissement, ni diarrhée.

On fait une troisième injection. Quelques
heures après, les urines sont claires de nouveau.

Le 8 février, la température ne dépassait pas
37°3. Les urines restaient claires. Le sommeil
devenait tranquille et l'appétit se faisait sentir.
Le 9 février, le malade entrait en convalescence (D᷊ Rabefaritra de Mananjary).

X. — S..., 14 ans, créole de la Réunion, a
rarement des accès de fièvre très légers et de
très courte durée. Depuis dix-huit mois, n'a
jamais eu un seul accès assez fort pour exiger
des soins médicaux.

Le 5 juillet, dans la matinée, léger malaise
avec céphalalgie. Le malade prend 25 centigrammes de quinine. Dans l'après-midi, il va à

la promenade et, ayant uriné, s'aperçoit que son urine est sanglante. Rentré chez lui, il se couche et continue à rendre des urines franchement hémoglobinuriques. La température est de 38°6, mais le malade ne ressent aucun malaise.

Dans la nuit, la fièvre augmente et le malade

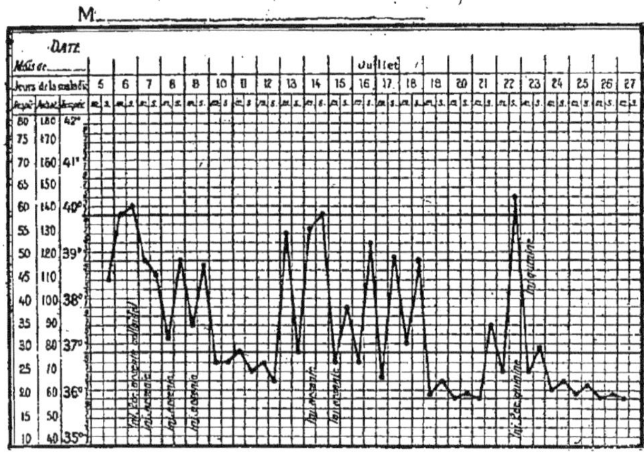

se sent très mal. On fait une injection de 2 centimètres cubes d'arsenic colloïdal. Mais le médecin qui me remplaçait, par suite du volume très réduit des vaisseaux, ne pénètre pas dans la veine et l'injection n'est qu'hypodermique. Les urines restent dans le même état. Le 7, même

injection. Émission de selles très bilieuses. Vomissements verdâtres abondants. Le 8, injection
d'arsenic. Les urines deviennent normales. Le
9, même injection.

Du 10 au 12 juillet, l'état est satisfaisant.
Le 13, la fièvre reparaît et les urines sont de
nouveau hémoglobinuriques. Le 14 et le 15, je
fais une injection intra-veineuse d'arsenic colloïdal. Les urines redeviennent normales. Le 17
et le 18, rechute nouvelle avec urines hémoglobinuriques qui ne durent que quelques instants.

Le 19, 20, 21, état parfait. Le 22, vers
2 heures de l'après-midi, rechute avec urines
sanglantes.

Convaincu que ces rechutes ne constituent
qu'une manifestation du paludisme, je fais, le 22,
vers 5 heures du soir, et le 23, dans la matinée,
une injection intra-veineuse de quinine colloïdale. A partir de ce jour, la guérison s'est main-
tenue parfaite.

Cette observation démontre, comme celle des
n°° IV et V, l'influence incontestable du paludisme dans la production de la bilieuse hémoglobinurique et l'efficacité immédiate de la quinine colloïdale injectée quand, les symptômes
aigus passés, le malade est sujet à des rechutes
ou à la continuation de la fièvre.

XI. — Ph..., 12 ans. — Le 20 juillet, la maladie
débute par un frisson violent et une température
élevée bientôt suivis de l'émission d'urines for-
tement hémoglobinuriques. En même temps le
malade évacue par l'intestin une certaine quan-

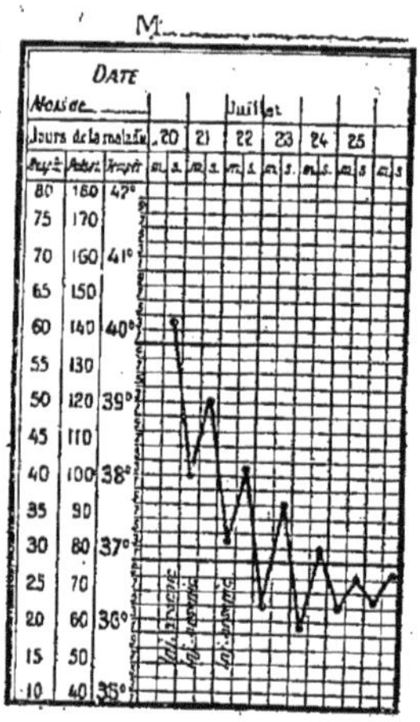

tité de liquide hémoglobinurique. Vomissements
verdâtres. On fait une injection intra-veineuse
de 2 centimètres cubes d'arsenic colloïdal.

Le 21 juillet, la fièvre est moins forte. Les
urines sont moins teintées. Vomissements bilieux fréquents. Selles semblables à celles de la
veille. Etat général très mauvais. On répète l'injection d'arsenic.

Le 22, fièvre modérée. Urines claires. Selles bilieuses. Plus de vomissements. Sommeil tranquille. Etat général très amélioré. Injection d'arsenic.

Le 23, fièvre très légère. Urines claires. Selles normales. Etat général très bon. Nuit calme.

Le 24 plus de fièvre. Le malade entre en convalescence. Revu le 31, il est en excellente santé. (Dr Rabefaritra de Manaujary).

Cette fièvre bilieuse est la plus grave de celles que j'ai observées. M. Rabefaritra qui a une grande pratique me dit n'en avoir jamais soigné de plus sérieuses. Le malade était à sa troisième fièvre bilieuse et il est admis par les praticiens que, pour une cause ignorée, la troisième crise est toujours à redouter.

XII. — V..., 12 ans, paludéen. — Le 7 septembre à 11 heures du matin, cet enfant a eu un accès de fièvre assez fort, avec grand frisson. Température ; 39°8. Vomissements alimentaires répétés. Après l'accès, émission d'urine hémoglobinurique. Ce même jour, à 4 heures après-midi, on fait une injection intra-veineuse d'une ampoule Arsenic et fer colloïdaux. La nuit suivante est agitée. Transpiration extrômement abondante.

Le 8 septembre à 4 heures du matin l'urine est

claire, mais redevient foncée à 7 h. 1/2. Température 38°7. Selles bilieuses, nausées, teinte subictérique de la peau. On fait une deuxième injection. Dans l'après-midi, les urines sont claires. Température 38°6.

Le 9 septembre, température du matin 37°6. Urines claires. Selles bilieuses. Disparition des nausées. On fait une troisième injection. Le soir 38°1. Sommeil tranquille.

10 septembre, urines claires. État général bon. Température 36°8.

Le 11 septembre, le mieux continue.

Le 12 septembre, grand accès de fièvre. Urine hémoglobinurique. Cette rechute a pour cause probable un excès d'alimentation. La mère de l'enfant, en dépit des recommandations, l'a nourri comme en pleine santé. Injection d'arsenic et fer.

13 septembre, température 37°8. Urines claires.

14 septembre, température 37°1. Urines claires. Etat général bon.

15 septembre, température 36°7.

16 septembre, le malade peut être considéré comme guéri. (Dr Rabefaritra.)

XIII. — R..., 32 ans, père du malade de l'observation XI. Le 29 novembre, se sent mal à l'aise : perte d'appétit, nausées, fièvre légère. Le 28, il prend, dans la matinée, 0 gr. 50 de quinine. Dans la soirée, urines hémoglobinuriques, fièvre, vomissements et selles bilieux.

Le 29 au matin, injection intra-veineuse de 2 centimètres cubes de fer-arsenic colloïdaux.

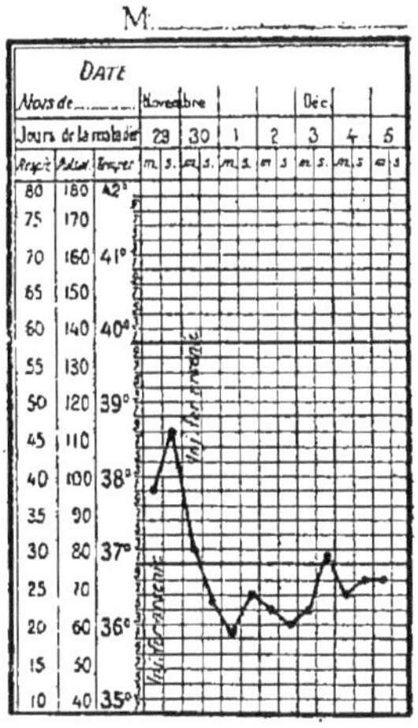

Les vomissements continuent, mais, dans la soirée, les urines commencent à s'éclaircir. Le 30, dans la matinée, on fait une nouvelle injection de fer-arsenic qui est suivie d'une réaction assez vive, alors que la première n'avait rien produit. Dans l'après-midi, les urines deviennent

claires. Le malade a encore quelques vomissements bilieux.

Le 1ᵉʳ décembre les vomissements et la
diarrhée ont cessé. Le 2, on donne 0 gr. 60 de
calomel ce qui amène des selles bilieuses abondantes. Le 5 décembre le malade sort de l'hôpital en bon état.

MAYENNE, IMPRIMERIE CHARLES COLIN

A. MALOINE ET FILS, ÉDITEURS
27, Rue de l'École-de-Médecine, 27 — PARIS

MARION

Manuel de Technique Chirurgicale

2 vol. in-8, 1917, 1365 fig., 49 planches en couleurs.
Brochés. **45** fr. Cartonnés. **50** fr. »

LETULLE

La Tuberculose Pleuro-Pulmonaire

In-8, 1916, 105 planches en couleurs......... Cartonné. **55** fr. »

LEGUEU

Cliniques de Necker

In-8, 1917, avec figures. .... **15** fr. »

CALOT

L'Orthopédie Indispensable aux Praticiens

In-8, 1917, 1160 fig., 8 planches .... Cartonné. **28** fr. **50**

FIESSINGER

Le Traitement des Maladies du Cœur en Clientèle

In-8, 1917... **5** fr. »

FIESSINGER

Vingt Régimes Alimentaires en Clientèle

In-8, 1917.. **5** fr. »

PILLET.

Guide Clinique d'Urologie

In-8, 1917, 176 fig., 41 planches............... Cartonné. **15** fr. »

TRUC, VALUDE, FRENCKEL

Nouveaux Éléments d'Ophtalmologie

In-8, 1908, 282 fig., 15 planches............... Cartonné. **26** fr. »

MAYENNE, IMPRIMERIE CHARLES COLIN

9 782329 020945